跟国医大师学养生系列

当医生成为患者

李艳　储成志
著

国医大师李济仁传统养生践行录

图片拍摄　魏爱林

整 理 者　（按姓氏笔画排序）

王　岚　王传博　王志萍　刘会林

刘红权　李　梃　肖心雨　吴　敏

张　宏　张贵才　张涵雨　储召祎

舒　春　熊　煜

人民卫生出版社

图书在版编目（CIP）数据

当医生成为患者：国医大师李济仁传统养生践行录 /
李艳，储成志著. — 北京：人民卫生出版社，2020
（跟国医大师学养生系列）
ISBN 978-7-117-29886-5

Ⅰ.①当… Ⅱ.①李… ②储… Ⅲ.①养生（中医）
Ⅳ.①R212

中国版本图书馆 CIP 数据核字（2020）第 042428 号

人卫智网	www.ipmph.com	医学教育、学术、考试、健康，购书智慧智能综合服务平台
人卫官网	www.pmph.com	人卫官方资讯发布平台

跟国医大师学养生系列：
当医生成为患者——国医大师李济仁传统养生践行录

著　　者：李　艳　储成志
出版发行：人民卫生出版社（中继线 010-59780011）
地　　址：北京市朝阳区潘家园南里 19 号
邮　　编：100021
E - mail：pmph @ pmph.com
购书热线：010-59787592　010-59787584　010-65264830
印　　刷：北京顶佳世纪印刷有限公司
经　　销：新华书店
开　　本：710×1000　1/16　印张：21
字　　数：224 千字
版　　次：2020 年 6 月第 1 版　2020 年 6 月第 1 版第 1 次印刷
标准书号：ISBN 978-7-117-29886-5
定　　价：78.00 元
打击盗版举报电话：010-59787491　E-mail：WQ @ pmph.com
质量问题联系电话：010-59787234　E-mail：zhiliang @ pmph.com

前　言

　　我国目前已经步入老龄化社会，老龄人口数量占了相当大的比例。同时，老年人因为各种各样的原因，常身患一种或多种慢性疾病，而想要根除这些疾病目前尚十分困难。因此，带病生存人群在日常生活中非常常见，他们对养生保健的需求亦显得十分突出。我们撰写这本科普读物，主要是为了提供给广大读者，尤其是中老年人及患者，一些具体、行之有效且有可操作性的养生方法；书中独特的养生操，也对于大众养生保健有一定的指导作用。这本养生书，既有理论的深度，又有实践的温度，是首届国医大师李济仁（下文尊称李老）毕其一生实践探索又验之有效的、实用易学的保健方法。

　　本书分为三部分，上篇介绍李老和他的患病经历，中篇阐述李老的养生观，下篇详细介绍李老的养生法。全书重点在李老的养生法，诸如顺时养生法、五脏养生法、情志养生法、运动养生法、饮食药膳养生法，尤其图文并茂地介绍了李老独创的按摩拍打养生功。

　　本书从出版社约稿到出版，历时两年有余。作者对文字部分经过反复推敲、斟酌、修改，对图片部分经过与文字仔细比对、反复筛选、补拍、再筛选，力臻完美；人民卫生出版社的编辑老师亦严格"三审三校"，一丝不苟。

李老及其爱人张老（张舜华）两位前辈对本书给予了全力支持，李老对稿件进行了详细的审校，尤其是按摩拍打功的图片，均为90岁的李老亲自参与，协助拍摄，在此深表感谢；同时，感谢摄影师魏爱林老师为本书拍摄精美的养生操照片；还要感谢人民卫生出版社的樊长苗编辑对本书文字表达和图片拍摄的指导。

本书得到了国家中医药管理局"十二五"重点学科"中医痹病学"、皖南医学院第一附属医院（弋矶山医院）国医大师李济仁工作室、2017年度安徽省高校学科（专业）拔尖人才学术资助重点项目（gxbjZD45）、芜湖医药卫生学校等资助。

由于水平有限，书中可能存在不少错误或瑕疵，恳请各位同道和读者批评指正，以便再版时予以更正，不胜感谢。

李艳

己亥年末腊月初

目 录

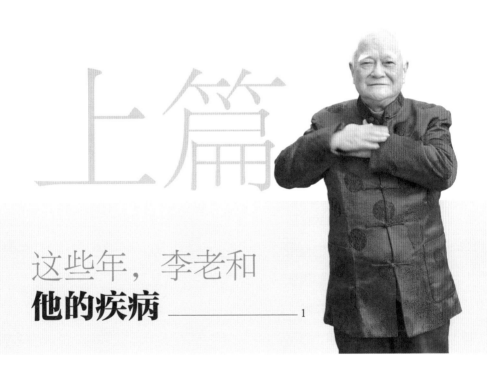

上篇

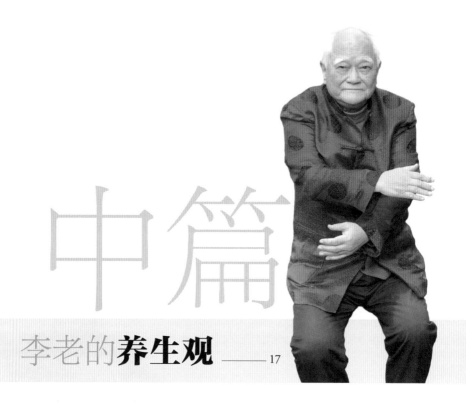

中篇

李老的**养生观** —— 17

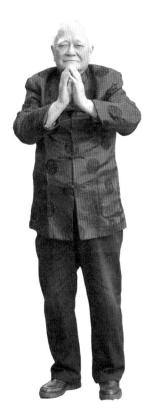

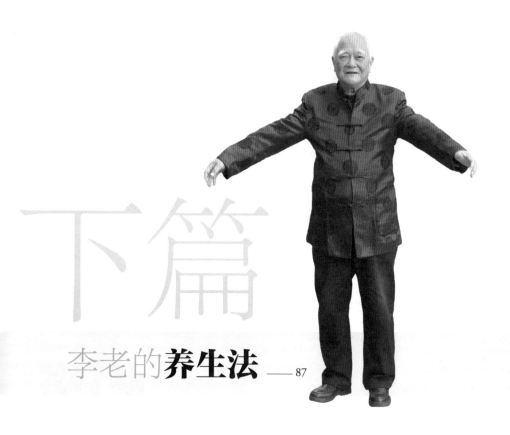

下篇

李老的**养生法**——87

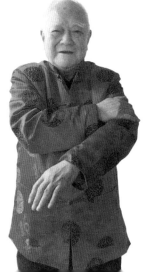

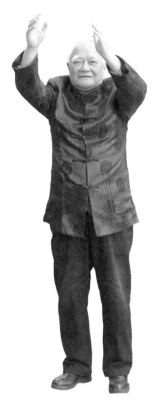

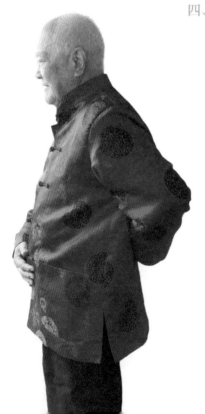

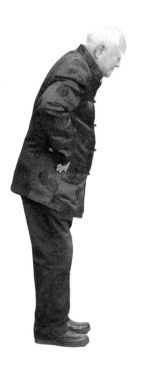

上篇

这些年，李老和
他的疾病

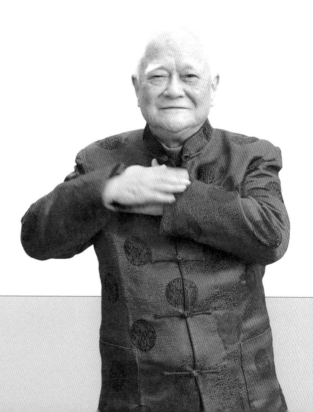

1930 年 12 月，李济仁出生于安徽省歙县的桥亭山，父亲李荣珠是个技艺高超的篾匠，母亲洪聚娣在家务农。李济仁（下文尊称李老），原名李元善，元善者，善之始也、善之长也。其实，这个名字承载了其父母对他的殷殷之望，即希望他成长为道德高尚之人。李老兄妹三人，他居老小。虽然家里生活条件比较拮据，按照祖上的规矩，是男孩子就要让其读书。在 7 岁的时候，李老进入私塾，跟李近仁先生学习四书五经。先生是晚清秀才出身，当时 70 多岁，学问很好，特别是背了一肚子的诗，所以上课很风趣，涉及面非常广。因此，李老从老师处培养了浓厚的读书兴趣，并奠定了儒学的学问根基。弗洛伊德认为，儿童早期的经历对一个人其后的心理发展起着至关重要的作用。验之于李老的经历，诚如斯言，其立身处世的原则显然源于当年背四书五经打下的底子；同时，这些四书五经也为其生活平添了许多乐趣。

李老读书时，正处在新旧学转型时期，虽然旧学在他所处的偏远山村仍大为盛行，但如果要进一步深造，则非进行现代教育不可。到了相当于小学四五年级的时候，李老转入了新式学堂。李老六年级的老师叫潘荣生，素来对学生极其认真负责，尤因李老是班里的佼佼者，对他尤为喜爱，师生两人相处得非常和谐。1942 年秋，李老以优异成绩考入当地的深渡简易师范，相当于当今的普通中学，此学校后更名为深渡中学。一年后，李老因染上了较重的疟疾，不得不休学。后来，其父亲有意让李老子承父业做篾匠，但被李老婉言谢绝。这是因为在中学读书期间，因患上了严重的疟疾，使得李老不得不休学。这件事促使他下定决心学医，于是在 13 岁那年，李老如愿以偿地拜汪润身先生门下学医。4 年的时间，李老把中医的基础原著都认真读过，其中的重要内容都能背诵，同时，把汪先生的医术也学了个七七八八。

在跟汪先生学习的后期，李老收到在上海谋生的哥哥因病去世的噩耗，这更加坚定了他学医的决心。因此，虽几经曲折，17 岁的李元善终于成功拜入当地远近闻名的"张一帖"第十三代传人张根桂先生门下，继续学医。在此期间，李老改名李济仁。这个时期的李老整天背《内经》《伤寒论》《温病条辨》等经典著作，白天有时跟随张根桂先生上山采药，或者随先生出诊。自 19 岁起，李老先在歙县桥亭山、小川、三阳坑开业行医；后组建歙县小川联合诊所，并任所长；张根桂之女、李济仁夫人张舜华在定潭开业行医。双双把前面多年的所学，精益求精地服务于当地的老百姓。

李老于 24 岁时，到合肥参加安徽中医进修学校（安徽中医药大学前身）师资班学习，学习了 1 年。说起那个岁月，生活自然是艰苦的，学业则更加辛苦。当时的老师上课非常认真，李老作为学生学习得非常用功，课后李老还经常和老师就学术问题进行深入的探讨，每天都要学习到深夜，用李老的话说："当时是比较艰苦加辛苦，但收获颇丰。"也就在那段时期，李老更加深入地掌握了大量的药学知识和中医理论知识。进修完后，李老组建了歙县街口区大联合诊所，并任所长，临床工作更加繁忙了。在 1957 年的农历十二月初三，李老与张舜华成婚，婚后的生活恩爱有加。次年长子出生，家里一下子忙碌了起来，但李老仍以工作为主。结婚后的第二年，李老服从组织安排借调入安徽中医学院，任《内经》教研组组长、大教研室主任，从事教学兼临床工作。在 29 岁那一年，李老参与筹建安徽中医学院附属医院，任秘书一职。这个时期，除了学院的教学工作和医院的临床工作，附属医院的筹建工作更是千头万绪，李老往往要加班到天亮，"好在当时年轻，连续 1~2 天不睡觉也没有关系。"李老回忆道。

为了方便照顾歙县的家人，41 岁的李老调至皖南医学院，任中医教研室主任、附属弋矶山医院中医科主任。无论学校的教研室还是医院的中医科，都要从零开始，好在这些工作在省城都做过，只是需要时间来完成。李老为了早日进入正轨，便不分昼夜地加班加点。这样持续了一年多，教研室和中医科都有了起色。刚刚觉得稍稍轻松一下，李老便经常感到头疼、头晕、眼花、耳鸣、肢体麻木，还会出现心慌、胸闷、心悸、易疲劳等症状，同事都劝他抽血检查一下。犹豫再三，李老于 1973 年 5 月 22 日在安徽省立芜湖弋矶山医院（旧称）抽血检查示：胆固醇 360mg%（当时的计量单位，下同），诊为高血脂。李老当时就在想到底是什么原因导致血脂高的呢？在梳理过去的经历时，猛然想到这个血脂高可能与在歙县老家诊治患者有关：当时农村十分贫穷，出诊到家里去看病从来不收诊费，而乡亲们十分好客，看完病后患者家人总要做一碗面条加上 1~2 个鸡蛋或单纯煎或煮 1~2 个鸡蛋，为了不让患者及其家里人失望，硬是把鸡蛋都吃了，"有时患者多，一天吃了多达几十个鸡蛋，血脂能不高吗？但那时年轻，加上天天来回奔波在农村的山路上，身体并没有什么异常感觉。而且，因为'文化大革命'期间没有做过检查。"李老回忆道。得知自己患上了"富贵病"的高血脂，考虑到自己还很年轻，家里的孩子都还小，所以还是蛮紧张的，记得当时测的血压也高了。冷静之后的李老觉得自己这样不行，自己是家里的顶梁柱，也不打算把这个毛病告诉家里人。下定决心后，李老坚持服用一种西药降血脂（已不记得具体药名），但连续服了3个多月没有什么效果，就又每天抽时间快走锻炼。

据李老回忆，自从患上了高血脂之后，他在饮食上特别注意了，譬如动物的内脏、红烧肉、煎鸡蛋等含油脂高的食物刻意少吃了；过去喜欢吃的油条、狮子头、麻花等油煎的食物也尽量控制了；每天尽量多吃点绿色蔬菜、豆制品等不含脂肪酸的食物；服用西药无效时，改喝中药一段时间，另通过观赏字画、盆景等控制自己的情绪。这样通过锻炼和控制饮食、控制情绪之后，血脂在很长一段时间里比较稳定。在1974—1979年间，李老经常检查血脂，均控制在220～320mg%，但多数在300mg%以下，呈下降趋势。

李老在合肥工作时是一个人生活。李老自己说"当时就在食堂里吃饭，食堂里吃饭，有时候总不大合乎口味，我的工作又忙，有时候去了都是冷饭冷菜，吃到肚子里就不舒服。当时饮食没规律，工作也非常紧张，没过几个月，我的身体就遇到问题了。不想吃东西，特别是水泻，一天要泻五六次。"那时候，李老不光是每天拉肚子，而且他拉肚子还有点特殊！早上，特别是五更（即凌晨3点至凌晨5点）鸡鸣的时候，肚子就发胀，咕咕地乱叫，肚子痛，马上就要拉肚子。那个时候，厕所都在外面，所以来不及穿衣服，就得披着衣服出去，非常的着急。经常跑来跑去，特别的痛苦。当时，李老给自己开了调理脾肾的药物，但是效果总是时好时坏。一来二去，这腹泻就持续了大半年的时间。体重从原来的140斤掉到了120多斤，原来的圆脸变成了长脸，并且面黄肌瘦。

有病就得治。李老服了西药，效果不太好。李老心想，这个病中医辨证很清楚，就用"四神丸"加减治疗，但治疗了一段时间李老自己认为效果不够理想。随之琢磨用其他方法，通过查资料和摸索，逐渐形成了"健脾补肾摩腹操"。坚持一年以后，不但"五更泻"没了，而且饭量增加了、脸色也变红润了。

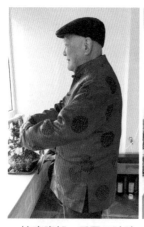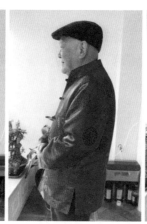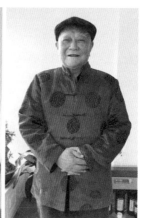

▼ 按摩腹部；手置于肚脐

20世纪70年代末，李老开始招收研究生，除了门诊、教学还要做科研，每天都要工作到深夜。特别是研究生教育，不仅仅是在安徽甚至在全国都没有什么成功的经验可借鉴，所以这个时期李老除了临床工作之外，更多的时间都在考虑如何培养研究生，如何让他们学到更多的知识、技能和研究方法。突然有一天，李老感到眩晕、耳鸣、肢体麻木、心慌、胸闷、脚下感觉踩在棉花絮上一样。一开始李老以为是老毛病高血脂又犯了，可总感觉哪里又有点不同，譬如自我感觉脾气大了、早晨起床有口苦的感觉。于是到医院检查了一番，一查吓一跳，血压高得很！血脂还是较稳定，因此上述临床表现，并不是血脂高引起的，而是高血压引起的。根据李老自己回忆："那个时候血压高，连续测了几天血压，最高的时候达到180～190mmHg，有时候甚至超过200mmHg，低压都高到120mmHg了。"虽然当时他一直在用药物控制血压，但是有一个高血压的伴随症状却给他带来很大的困扰，"头有时昏沉沉的，甚至有时候就像突然要晕过去一样，头晕得厉害，感觉整个人都在转。"李老当时服用了一些西药，但是他觉得效果不是很理想，他经常下班以后感觉很疲惫，有时还头昏。那段时间，李老的精力和工作效率都深受影响。李老回忆说："我在看病的时候，有种力不从心的感觉，有时候开处方的时候，思维活跃方面要差一点。"李老的学生回忆他跟李老坐门诊，一上午看了76号患者，看完全部患者后李老精疲力尽。"当时很担心，包括我爸自己也很担心，像这样下去可能都活不到70岁，那个时候我们大家都担心。"女儿李艳主任现在回忆起来还心有余悸。当时的李老为此也十分焦急，于是在服用降压药的同时，又开始思忖自己的保养方法了。

李老按照医嘱服用了降压药硝苯甲乙吡啶（尼群地平），每日控制盐的摄入量，还结合自己的感受和检查单，给自己配制了中药汤剂；同时，李老还根据自己的体质，给自己量身定做了养生茶，亦就是"茗茶能药能养心"，另通过观赏字画、盆景、古董等控制自己的情绪。这样，坚持了一段时间，血压被控制住了。

在那之后，大家经常看到李老到哪里都捧着一杯茶，茶水颜色并不是绿的，而是有点红的、有点黄的、有点黑的，实际上就是李老给自己调配的药茶，里面泡了好几味药材。据李老回忆，这个自己揣摩的养生茶喝了近 1 个月的时间，就感到头不昏了，精神也好了。之后，李老不仅出诊不觉得累了，即使更繁忙的工作，他也能应付自如了。譬如参加科技鉴定、各种会议、职称评定，即使连续工作也不感觉累。从此以后，在服用降压药的同时，李老也一直服用药茶，头晕的症状大大缓解，血压也稳定在接近正常范围的数值。

1980 年的春节刚过，李老经常感觉颈背疼痛、上肢无力、双手手指发麻、下肢乏力、行走困难、头晕、恶心、偶有呕吐，时有视物模糊。起初，李老以为高血压又犯了，除了正常服降压药、饮食清淡、调节情绪外，尽量保证每天的睡眠时间，但症状未见减轻似有加重趋势。于是 3 月 18 日在皖南医学院附属医院（也就是李老自己的工作单位）检查，其中 X 线片示：颈 4、5、6 勾状突变尖，椎体前下缘呈唇状改变。临床医师根据临床表现和 X 线片，判断颈椎病如果不加以控制，将来很有可能只能躺在床上。李老服用西药治疗鲜有见效，故而自己创立了颈背躯干保健操。

　　20 世纪 80 年代初期，李老开始考虑著书立说，认为只有这样才能把所学的知识和自己实践得来的心得体会记录下来，以便后学学习体会。这期间，李老不仅翻阅了大量的医学资料，还把数十年的临床经验进行了梳理，每天都要忙到下半夜才休息。就这样一直持续到 80 年代中后期，终于结出了累累硕果。先后有与胡剑北合著的《杏轩医案并按》，与仝小林合著的《痹证通论》，与胡剑北合著的《中医时间医学》，均由安徽科学技术出版社出版；李老主编的《名老中医肿瘤验案辑按》由上海科学技术出版社出版；李老、张舜华（下文称张老）主编的《新安名医考》由安徽科学技术出版社出版。《杏轩医案并按》《痹证通论》一经出版，就销售一空，故 90 年代初，这两本书由台湾蓝灯文化事业有限公司再版发行。

　　20 世纪 90 年代初，有一段时间出现口渴，小便量多、泡沫多，李老当时想该不是患上了"糖尿病"吧，因为这很像"糖尿病"的"三多一少"啊。尽管没有多食和体重减轻，但饿的时候如果不吃东西心里就发慌、出冷汗，手还有点抖，这些症状又非常像低血糖。于是，他就在医院测量空腹血糖和餐后血糖，结果发现餐前和餐后血糖都高得吓人。空腹血糖达到 12～15mmol/L，餐后血糖达到 18～20mmol/L。在弋矶山医院连续监测了数天，均是如此。相较于过去发现"高血脂""高血压"的时候，60 岁的李老这时心里比较平静，但一想到平时最爱的大米粥、甜食、水果等，从现在开始都要严格控制了，不免还是有些遗憾。李老住院治疗了一段时间，血糖平稳后出院。遵医嘱继续控制饮食、服用西药降糖，李老另外加服了中药汤剂，"三多一少"症状显著改善。此外，李老看书或工作久了，就欣赏字画、观看奇石、修剪盆景、把玩古董等，来放松自己。自从患了"糖尿病"，李老患的病"三高"也全了，反而促使自己下定决心，每天坚持做自创的保健操。虽然李老患有"三高"，但面对患者的时候总是面带微笑，操着一口浓浓的歙县地方口音与患者交流。如果患者听不懂或听不清楚，他会不厌其烦地说很多遍，直到患者完全听懂了为止，也从来不在患者面前谈起自己的疾病，以免患者为他的健康担忧。

据李老回忆，在 2000 年左右的某一天夜里，双足的大踇趾、足后跟传来一阵阵的疼痛，他从睡眠中痛醒了，临近天明又好了，这样反复发作了一段时间。期间，李老发现饮酒后会加重疼痛。后来，在弋矶山医院抽血化验，发现尿酸特别高，被诊断为"高尿

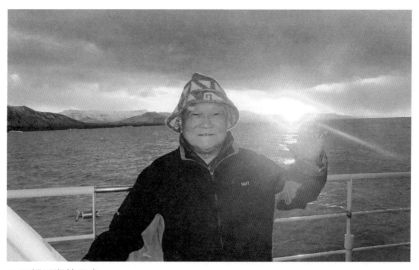

▶ 阿根廷湖的日出

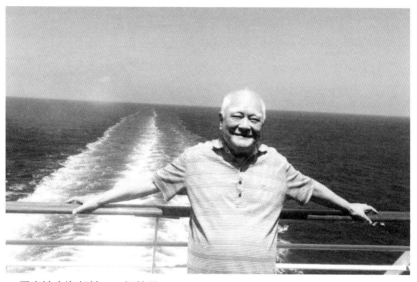

▶ 乘坐地中海邮轮——抒情号

酸"，医生嘱咐："饮食上要注意，海鲜、啤酒、豆制品等物尽量少吃，多吃蔬菜与水果，不要熬夜，多喝水，多运动。"这样，李老就开始迷恋旅游了，并逐渐发现了一个规律，每次出去旅游，回来以后都有两个显著特征：一是精神状态变得特别好，总是让人感到神采奕奕；一是到医院进行各种检查，"三高"的数值都降下来了。据李老介绍，他走遍了全国 31 个省、自治区、直辖市以及港、澳、台地区，游遍了五大洲，如美国、德国、比利时、法国、希腊、意大利、韩国、新西兰、马来西亚、新加坡、墨西哥、泰国、加拿大、芬兰、俄罗斯、丹麦、荷兰、瑞典及南非等共 70 多个国家，也去了过去人类罕至的南极、北极。在旅行中，李老从不再想工作、家里或者其他的事情，彻底放松自己，尽情欣赏大自然、领略当地的风土人情，享受各国的艺术。

李老说："我从40多岁开始注意养生，从情志养生到饮食养生，再到运动养生，还有坚持喝药茶，在人生的各个阶段侧重点不一样。但要说真正全面养生，也就是说这几个方面都弄，应该从退休开始的。因为养生受到各种条件的限制，譬如我60岁以后曾经有10多年的时间坚持打简化太极拳；70岁以后尝试打五禽戏，做了也有5年以上，但由于各种各样的原因（如场地的限制），始终没有坚持下来。还有实施起来不能一概而论，也不可能一蹴而就，首先得有一定的定力，也就是坚持，这个'坚持'说起来容易，做起来就不容易；再有就是需要一定的时间，虽然我们时时刻刻都可以进行自我养生，就拿我自己摸索出来的这一套养生方法，早上起来做一套完整的，恐怕需要一个多小时呢。古人说得好，'一年之计在于春，一日之计在于晨'啊，现在的生活节奏这么快，谁有那么多的时间啊？好在我摸索出来的养生操分开来自成一体，不需每次练习都完整。"

李老还有比较得意的地方就是五官的功能保养得好，现在90岁了，耳不聋眼不花、牙齿还能吃麻花。李老80岁以前，每次吃饭都要喝点酒，一般就着花生米、蚕豆之类来下酒。连李老的孙子辈都不太喜欢吃这些，觉得太硬了，咬得牙疼。李老却说："我的牙好得很，除了后面两颗槽牙是假的，其余都是原配的，而且一点都没松动，吃东西跟年轻人的牙齿一样，所以我吃东西就比较喜欢吃硬的，脆的这些东西比较香。"现在坐门诊时，李老与患者交流毫无障碍，患者在描述病情的时候，仅需叙述一遍，有时我在旁边都没

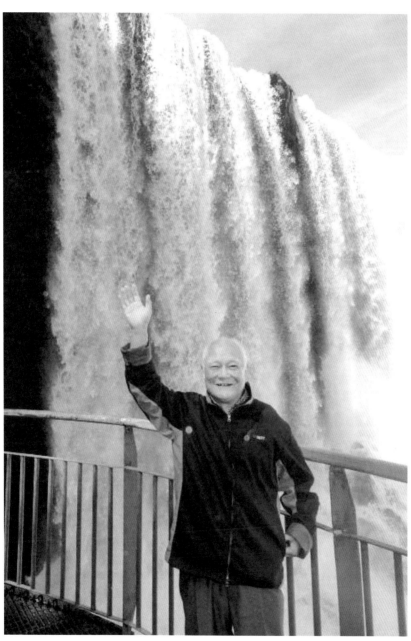

▼ 伊瓜苏瀑布

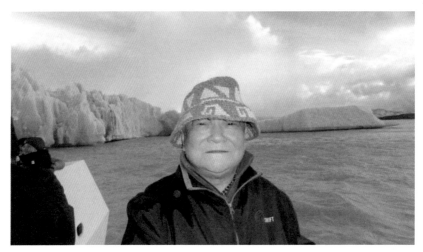

▨ 游船经过南极冰川

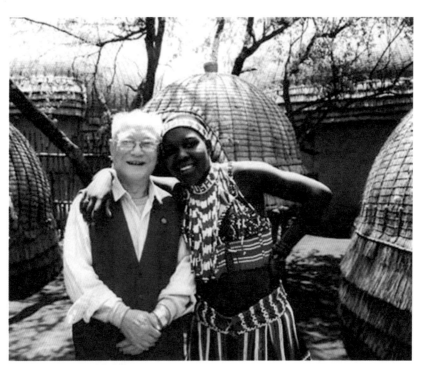

▨ 在南非与当地居民合影

有听清楚，但李老都听明白了；李老写病历、开处方的时候不用戴老花镜，看舌苔的时候也不用，连来看病的患者都惊奇："看看大师真过劲，看东西都不用戴眼镜。"这些都得益于李老所创的头面五官保健操。

回顾自己的一生，90 岁的李老有所感悟，人的一生中有很多东西需要勤俭，但有三样东西是千万不能勤俭的，一是学习，二是旅游，三是健身。我认为这个与先贤达人提出的"读万卷书，行万里路""生命在于运动"有异曲同工之妙。各位读者，您们觉得呢？

作为一位全身心投入医学的大家，终生在为他人解除病痛，自己也难免与疾病擦肩。当医生成为患者时，李老充分运用传统医学的精髓，在传承中大胆创新，把理论运用于生活之中，与疾病共舞而不是对抗，依旧快乐、有节制并健康地生活着，后面会将李老的养生理念和养生方法分篇详细介绍。

中篇

李老的
养生观

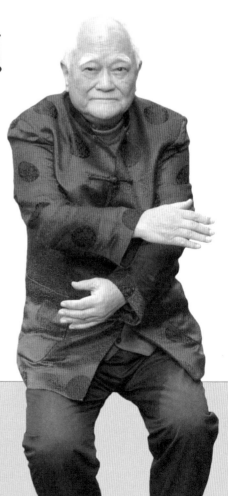

第一节
识别自己的体质

"人一生中体质不是一成不变的，居处环境、起居习惯、饮食喜好等的改变都可以在不知不觉中改变自己的体质。我们可以通过环境、起居、饮食的调整来使身体达到阴阳平衡的状态，从而减少疾病的发生。"——李济仁

在我们的日常生活中，可能见过这样的事情：两个人在同一时间，吃了同样的食物，一个人没事，而另一个人可能会出现腹泻或者过敏等不舒服的反应。为什么呢？这是因为人与人之间存在着个体差异，也就是我们中医学上说的体质不同。体质多是由先天禀赋决定的，也可因后天因素而改变。

国医大师李济仁在研究《黄帝内经》论述以及通过大量临床资料研究总结后，指出阳主动，阴主静，阳为气，阴为形，阳和阴在人体就是功能和物质之间的关系，二者维持动态平衡是人体健康长寿的基础，因此，为了让没有专业知识的老百姓能看懂，李老以阴阳为基础将人的体质大致分为3种。

第一种是阴阳平和之人，即标准体质者。

《黄帝内经》中称"阴阳匀平……命曰平人。"这种人的特征表现为：身体强壮，胖瘦适中；面色与肤色虽有五色之偏，但都以明亮红润为佳；食量适中，二便通调；舌红润灵活，脉象缓匀有力；目光有神，性格开朗、随和；夜眠安和，精力充沛，反应灵活，思维敏捷，工作潜力大；自身调节和对外适应能力强。

具有这种体质特征的人，不易感受外邪，很少生病。即使生病，身体也易恢复。只要各种养生方法调养得宜，没有不良生活习惯和嗜好，不受暴力外伤，其体质不易改变，容易长寿。阴阳平和的体质是我们大家都想要的体质。

第二种是偏阴质之人，属于阴盛阳弱体质。

体质特征为：形体适中或偏胖，但较弱，容易疲劳，抵抗力差；面色偏白而光泽度差；食量较小，不爱活动，好静，性格多内向或胆小易惊，有抑郁症的患者多属偏阴质；动作迟缓，反应较慢，性欲偏弱，喜暖怕冷。

偏阴质的人阳气相对较弱，所以容易感受寒、湿等阴邪而发病，且发病后多表现为寒证、虚证；感冒时很少发热或发热不高，但是恢复偏慢；冬天易手脚冰冷，好发冻疮；由于本类体质者阳气偏弱，长期发展，易致阳气不足，气血流动偏慢，脏腑功能减弱，体内水湿、痰饮不易祛除，容易进一步形成临床常见的阳虚、痰湿、寒饮、瘀血等病理性体质。

偏阴质的人应该注重培养自身的"阳气"，在精神调养上，要善于调节自己的情绪，消除或减少不良情绪的影响，保持乐观豁达的心境。"动则生阳"，平时加强体育锻炼并长期坚持，注意"避寒（湿）就温"，培补阳气。饮食上可常食羊肉、鹿肉等壮阳之品，或选用鹿茸、蛤蚧、冬虫夏草等补阳祛寒、温养肝肾的药物调养。

第三种是偏阳质之人。和偏阴质相反，此种体质属于阳盛阴弱型。

体质特征为：形体适中或偏瘦，但较结实；面色多略偏红或微苍黑，或呈油性皮肤；食量较大，消化吸收功能健旺，大便易干燥，小便易黄赤；平时畏热喜冷，或体温略偏高，动则易出汗，喜饮水；唇、舌偏红；性格外向，喜动好强，易急躁，自制力较差；精力旺盛，动作敏捷，反应灵敏，性欲较强。

具有这种体质特征的人，容易感受风、暑、热等邪气，受邪发病后多可迅速发热，甚至高热，容易伤及体内阴液；皮肤易生疔疮；内伤杂病多见火旺、阳亢或兼阴虚之证，如高血压；易出现烦躁、口渴、便秘、头痛、心悸、失眠及出血等病症。由于此类体质的人阳气偏亢，多动少静，故日久必有耗阴之势。若调养不当，过食大鱼大肉，嗜酒耗精，则必将加速阴伤，发展演化为临床常见的阳亢、阴虚、痰火等病理性体质。

"阳盛则伤阴"，所以此类体质的调养应注意养护好体内的阴气。在精神调养上，一定要遵循《黄帝内经》里所说的"恬淡虚无""精神内守"等养生之道，平日要有意识地控制自己，遇到可怒之事，用理性克服情感上的冲动，自觉养成冷静、沉着的习惯。饮食起居方面，应注意避暑，保持居室环境安静，饮食宜清淡，多食西瓜、苦瓜等清凉之品，忌食辣椒、姜、葱等辛辣燥烈食物，少食羊肉、牛肉等温阳食物。此外，应积极参加锻炼，比如跑步、游泳等，以散发多余阳气。

李老认为，人体就像自然界，无论体内阴气过盛还是阳气过盛，都会导致疾病的发生，人们要想健康长寿，阴阳调和或者说阴阳平衡就显得十分重要。所以，应该把人体的阴阳调和作为一个重要的养生法则，坚持合理的生活习惯，调摄精神、饮食、起居、运动等各个方面，这样才能够强身健体、预防百病。

以李老自身为例。李老自小属于偏阳体质，性格开朗乐观，偶尔偏于急躁、好动。后来孤身一人在外工作，饮食失于调养，阴精补充不足，加之劳神费力，很快就形成了阴虚阳亢的病理体质，起初没在意，后来经常头晕、头痛。一量血压，高了，于是赶紧用药调理，补阴降阳，一段时间后，头晕头痛消失了，但高血压的毛病还是留下来了，所以一旦有病理性症状趋势出现，就一定要及时调理养生，不宜拖延。还有一段时间，李老因为天天吃冷硬食物，伤了阳气，频繁腹泻，整天面黄肌瘦，无精打采，这时又属于偏阴体质了。现在的李老，虽然"三高"缠身，但仍鹤发童颜，并没有什

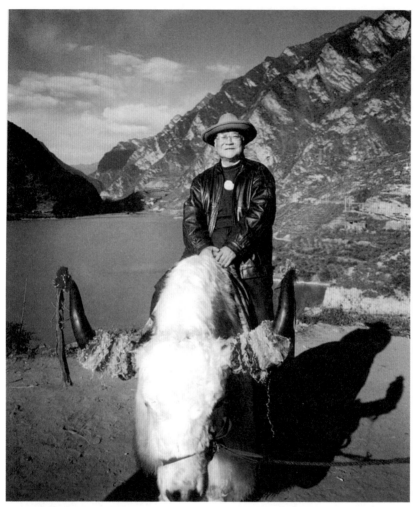

▶ 九寨沟

么不舒服的症状。李老的体会是："后天的调养尤其重要，先天禀赋
再好，再完美，后天不珍惜，肆意挥霍，疾病照样来得迅速。先天
体质偏弱，通过后天科学地养生调养，成为一个健康长寿的人也不
是一件难事。"

第二节

判断自己的健康

"从定义上来说，中医对不健康的定义比西医广，这有助于我们提前介入，防微杜渐，尽早保养我们的身体，从而延年益寿。因此，中医的养生观直到现在也领先于西医。"——李济仁

西医通过实验室检查或者临床症状的一些量化指标来判断人体健康与否。中医则认为阴阳平衡才是机体的健康状态，"阴平阳秘，精神乃治。"凡是阴阳不平衡或者阴阳偏颇都属于不健康的状态，都是需要调整的。

"五脏坚固，血脉和调，肌肉解利，皮肤致密，营卫之行，不失其常，呼吸微徐，气以度行，六腑化谷，津液布扬，各如其常，故能长久。"五脏功能旺盛，血脉流畅，肌肉结实有弹性，皮肤紧凑，气机运行各循其道，呼吸不急不缓，六腑传导有序，使津液有规律地布散到全身，每一个组织结构都能恰当地履行它自身功能，这就是中医对人体健康的描述。李老说："脏腑功能和气血津液是人体健康的物质基础，它们的虚实变化、功能协调与否会通过人体外在气色、形体、声音、脉象等表现出来。《黄帝内经》中记载'凡治

病必察其形气色泽，脉之盛衰……''审清浊（颜色），而知部分；视喘息，听音声，而知所苦（病）……'就是以外推内、以表知里判断疾病的方法。因此，我们可以通过人体的一些外在表现来反推脏腑气血功能的盛衰变化，了解机体的健康状态，为我们的养生调护提供参考。"

判断人体健康与否，李老根据《黄帝内经》描述和临床观察，总结了几个观察要点。

一看精神状态。

气血充足的人多有着积极的精神状态，即中医说的"有精神"，精神饱满，或容光焕发，或神采飞扬，平静时面容柔和，处事积极，反应迅速，思维敏捷。如果整天愁眉苦脸、无精打采、唉声叹气、思虑重重，持续出现这些消极的精神状态，就要考虑健康是否出现状况了。

二看情绪。

中医把人体情志活动分为喜、怒、忧、思、悲、恐、惊 7 种。若体内气血和畅，待人处事时七情能正常表达，若经常情绪不能自控，或无端发怒，或无故悲伤，各种莫名的情绪经常无端暴发，甚至歇斯底里，就要从机体健康方面去找原因了。

三看形体。

体形匀称、不胖不瘦比较健康。太瘦的人容易阴虚，也有气血不足的隐患，太胖的人多痰湿、气虚，容易出现"三高"。过瘦或者过胖都不是健康的表现。现在很多年轻人不爱运动，姿势懒散，喜欢头歪颈斜，驼背弓腰，阻碍气血运行，日久伤筋动骨，进一步发展则会影响肝主筋、肾主骨的功能。

四看双目。

《黄帝内经》云："五脏六腑之精气，皆上注于目而为之精。""夫精明者（眼睛）……以长为短，以白为黑，如是则精衰矣。"眼睛是心灵的窗户，双目明亮，炯炯有神，转动灵活，说明体内精气旺盛，气血充足。"人老珠黄"，就是说明人的内在精气不足了，眼珠也就浑浊晦暗了。李老笑着说："我现在眼睛还不错，手机上的文章还能读一读。"

五看面色。

各人体质不同，面色有偏红、偏黄、偏黑等五色，但是任何颜色都要明润含蓄，要有光泽，不能晦暗枯槁，也不能大紫大红。"高血压的病人好多都是红光满面，你不能说他是健康的，因为他这个红没有光泽。"李老说。《黄帝内经》中记载："十二经脉，三百六十五络，其血气皆上于面而走空窍……"因此，面色是脏腑气血盛衰的晴雨表。脸色蜡黄，说明脏腑偏弱，营养不良，黄色鲜明透亮，说明是黄疸发作了。因此，面色能说明很多问题，面色健康的标准就是要红润，而且光泽要含蓄。

六看牙齿和头发。

中医认为，牙齿和头发体现了"肾脏"的功能，肾精充足了，则发长齿固。排除个人卫生引起的牙齿脱落和各种疾病导致的脱发，正当壮年，却出现牙齿和头发不正常的脱落，说明体内肾精不足了。"我的牙还好，但是我的头发全白了，而且也落了很多，头顶的一块基本都没有了，说明我体内的肾精不足了。不过，我已经90岁了，这也是自然规律，不属于病态，只有牙齿和头发的脱落和年龄不相称时才属于不健康的表现。"李老进一步解释。

七看肌肉皮肤。

脾主肌肉，肺主皮毛。肌肉结实，弹性好，说明脾胃运化吸收营养物质的功能强大；肌肉瘦削，怎么吃也吃不胖，就要考虑脾的消化吸收能力是否出了问题。皮肤靠肺输送津液来濡养，皮肤健康的标准是纹理致密，弹性好，且毫毛有光泽。秋天皮肤容易干燥，秋燥是主要原因，肺输送津液的功能被削弱了也是一个方面。

八看动作。

肝主筋，肾主骨，膝为筋之府，腰为肾之府。健康的人腰腿灵活，活动有力。排除外伤的因素，如果经常腰膝酸软，活动乏力，四肢屈伸不便，就要开始调养自己的肝肾功能了。

九听声音。

说话声音宏亮，说明中气足，心肺的功能好。患病的人或者慢性虚弱的人，他们的嗓音多是低弱无力的。当然对于一些躁狂的人，他们的嗓音也很宏亮，但他们的言谈举止与常人明显有异，和正常人的声音宏亮还是容易区别的。

十察呼吸。

呼吸功能体现了心肺的功能，还与肝、肾关系极为密切。正常的呼吸应该是不急不缓，均匀流畅，从容不迫。坐着不动就胸闷、呼吸困难，甚至张口抬肩，上气不接下气，说明心肺功能可能出了问题。

十一看饮食口味。

食欲直接反映了脾胃功能的虚实，正常情况下人体饥饱都有规律，食量变化都有迹可寻。如突然食欲不佳，说明脾胃受到了损伤，或者突然胃口大开，总也吃不饱，总是想吃，这种情况可能是脾胃功能恢复了，也有可能是胃火太重，需要区别对待。

十二看二便。

正常人一般一天 1 至 2 次大便或两天 1 次大便，干润适中，似香蕉状，排便顺畅，不费力。大便正常与否反映了脾胃及肠道的功能状态，同时还和其他脏腑的功能状态有关。《黄帝内经》中记载："魄门（肛门）亦为五脏使。"意思是说肛门排便的功能正常与否受到了五脏支配，同时也反映了五脏的功能状态。

小便反映了肾与膀胱的功能健康与否，正常人小便色清不黄，排出顺畅，正常饮水的情况下一般没有夜尿。如小便滴沥不尽或者夜尿频多，说明肾和膀胱的功能受到了影响。

十三看疼痛麻木。

当身体经常出现疼痛或麻木的异常感觉时要高度警惕，有这些症状时说明人体已经处于不健康或者疾病的状态了。疼痛麻木有两方面的原因，一是经络不通，气血瘀滞作痛（麻），还有一个则是内脏功能衰退所导致，无论是哪种情况，都要及时查清原因，该治疗就治疗，该调养就调养，不能拖延，以免贻误病情。

谈及自己所患的疾病，李老还是有着一丝的遗憾。"那时工作很忙，根本就没时间顾及自己的身体状况，当出现一些病变的苗头时也没有及时去发现和调理，才导致后来得了这么多病。现在回想起来，其实好几个病开始都有一些苗头可循。30多岁时经常会有颈部的酸胀疼痛，偶尔还会有恶心、头晕的情况，但仗着自己年轻、休息一会儿就好了，所以一直没太在意；后来出现手麻手痛，整夜不能睡，才知道颈椎病已经到了很严重的地步了。糖尿病也是如此，

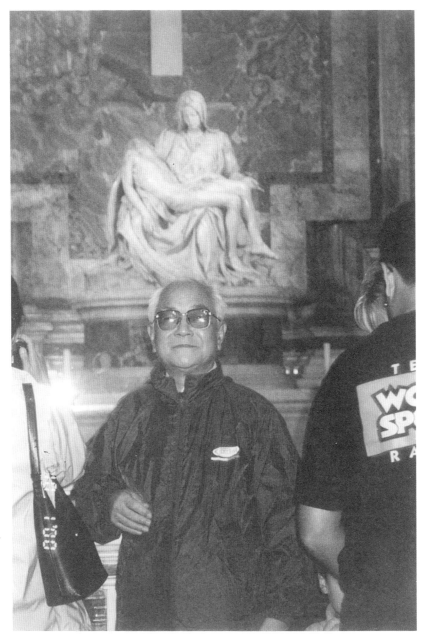

▼ 梵蒂冈圣彼得大教堂米开朗基罗之"圣母哀痛"

之前有几年总觉得口渴、小便多，精神也不太好，后来还是体检才发现血糖高得吓人。如果当初一有症状就去体检，然后加以调理，也许就不会发展成后来非常严重的程度了。"

现代人忙于工作，疏于管理自己的健康。因此，李老提醒大家，人到中年，如果平时疏于自己的身体保养，最好是针对以上的十三条对照梳理一遍，必要时可去医院做一些针对性的体检。如果有异常的指标，就要尽早进行调理，改变不良的生活习惯，避免病情的进一步发展。

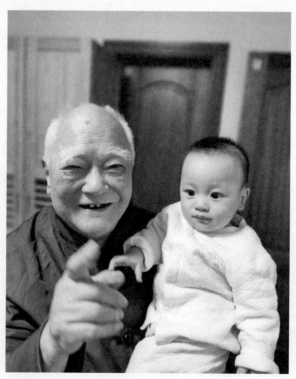

▰ 含饴弄孙

第三节

影响健康的因素

"中医认为影响健康的邪气因素有三大类，我比较喜欢陈无择《三因极一病证方论》对疾病病因的分类，容易记忆。一是内因，即不良情绪等因素；二是外因，包括伤风、受寒、中暑、瘟疫时气等因素，即我们现在所说的病毒细菌传染等；三是不内外因，包含范围很广，包括我们的饮食习惯、起居特点、活动规律、房室劳损、跌扑外伤、虫毒等因素。"——李济仁

中医认为，人体抵抗疾病的能力，称之为正气。影响人体健康，使人发生疾病的因素，则称为邪气。正邪的斗争决定人体健康与否。身体强壮，正气强大，则感受一般的风寒也不会导致感冒，这就是《黄帝内经》所说的"正气存内，邪不可干"。

《黄帝内经》记述人的情绪活动分喜、怒、忧、思、悲、恐、惊，又称之为七情。七情是人之常性，正常情况下不会使人体致病，但是如果情绪波动太过剧烈或持续过久，超过了人体本身的正常生理承受范围，就会导致疾病的发生。不良的情绪会使体内气机运行紊乱，甚至会直接损伤内脏，对人体健康造成不利影响，甚至

会直接导致疾病的发生。李老常说："不良情绪可以引起很多疾病，还可加速疾病的发展。如突如其来的恐惧会使气机下窜，严重的会引起二便失禁；闷闷不乐会导致肝气郁结，很多妇女的乳腺增生就和经常生闷气有关。曾经有一个病人，平时看着很正常，有一次右上腹胀痛去检查，发现是肝癌，精神一下子承受不了这个打击，结果住院3天后就去世了，我觉得他可能就是被自己的情绪击垮的。"李老生性乐观豁达，但是生活、工作中也曾有过情绪不好的时候。"我偶尔也发发脾气，发脾气的时候就觉得头脑发热，血往上涌，我就知道血压肯定上来了，于是马上做做深呼吸，转移一下注意力，把事情往好的方面想一想，这样一来，血压很快就平复了。情绪波动有时候是难以避免的，当不良情绪来的时候，我们要及时地调整自己的心态，不能让不良情绪长时间左右我们，影响我们的健康。"

　　外因主要是指自然界中的"六淫"和"疠气"。"六气"指的是风、寒、暑、湿、燥、火6种气候现象。正常情况下，"六气"是万物生长的条件，对人体无害。但是当气候变化异常，六气发生太过或不及，"六气"就变成了"六淫"。如夏季过于酷热，冬季过于暖和，机体抵抗力下降时，或老弱病残之人，遇上这种反常天气就容易发生疾病。李老指出："季节更替、乍寒乍暖时是疾病好发的时候，稍不注意，就会感邪得病。秋冬交替时支气管炎、心脑血管病是多发季节，夏秋之交胃肠道疾病增多，临近阴雨天关节炎就容易发作，这都是因为天气突然变化，人体的内环境来不及适应这种变化造成的。"由于患有颈椎病和高血压、冠心病，李老对寒冷刺激很敏感，所以在秋冬交替的季节李老就非常注意保暖和锻炼。

至于"疠气"，相当于我们现在说的具有强烈传染性的致病因素，以发病急、症状相似、传染性强、易流行等为特点，如新型冠状病毒肺炎、非典型性肺炎（SARS）、禽流感、手足口病、乙型肝炎、流感等。同时，现在的水源、空气污染，也可以归于这一类。对待疠气，我们要意识到它的危害性，做到"避其疠气"。

除外情绪、外邪，还有"饮食"因素。剩下的就是不内外因了，既不属于内，也不属于外。指的是自己平时的行为、生活习惯等，由自己的喜好所决定。《黄帝内经》中记载："以酒为浆，以妄为常，醉以入房，以欲竭其精，以耗散其真，不知持满，不时御神，务快其心，逆于生乐，起居无节，故半百而衰也。"明确指出了违背了常理的饮食习惯、行为规律是不内外因中最主要的致病因素，就会导致"半百而衰"。"把酒当成水一样喝，行事随心所欲，想怎么做就怎么做，胡乱地作息和生活，完全不按照自然规律行事，该睡觉的时候不睡觉，该吃饭的时候不吃饭，该结婚的时候不结婚，非要等到困极了再睡，饿极了再吃，年岁大了再结婚，不知道保养自身的精气，纵欲过度，总是不知足，迷惑于对外物的追求，所有这些违背人体、自然规律的做法，都会损耗人体能源，日久就会导致疾病和过早衰老。"李老说，"其实人体是很知足的，人的幸福也很简单，只要吃的、喝的、住的满足人体的需要，就会获得健康和快乐。苦苦追求身外之物，即使有一天得到了，你或许只是开心一会，而后又开始艰苦的追求之旅，这说明一个什么问题呢？就是说，人可以有追求，但是不能因为追求而失去快乐和健康。"李老是这么想，也是这么做的。退休之时，国内几十家医院争相聘请他坐诊，开出的价码也非常诱人，可是李老一概谢绝了。他认为钱是赚不完的，够用就行，自己的健康和快乐才是无价的。因此退休的那几年，李老到处游历，圆了自己爱旅游的初衷，那几年也是李老最快乐的时光。

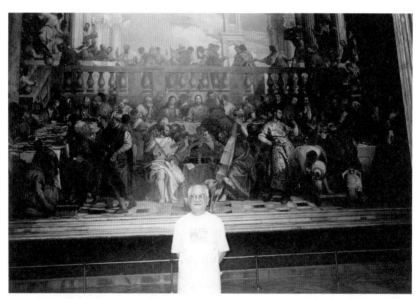

▶ 卢浮宫馆藏瑰宝——《最后的晚餐》

当然，还有一种情况是遗传因素，中医认为是先天禀赋不足。有些遗传病难以治愈，但是可以通过后天的调养来延缓病情的发展，改善症状，提高生活质量。

第四节

养生不分年龄

"生命过程的各个阶段均具有不同的生理、心理特点，养生要取得预期的效果，必须因年龄不同而选择适宜各个年龄阶段的养生方法，这样才能达到益寿延年的目的。"——李济仁

不同的年龄段，身体的气血运行规律有所不同，因此不同的年龄段的养生也应有所侧重。《灵枢·天年篇》以十岁为一阶段，详细论述了各年龄阶段的表现及生理特点。原文是："人生十岁，五脏始定，血气已通，其气在下，故好走；二十岁，血气始盛，肌肉方长，故好趋；三十岁，五脏大定，肌肉坚固，血脉盛满，故好步；四十岁，五脏六腑十二经脉，皆大盛以平定，腠理始疏，荣华颓落，发颁斑白，平盛不摇，故好坐；五十岁，肝气始衰，肝叶始薄，胆汁始灭，目始不明；六十岁，心气始衰，苦忧悲，血气懈惰，故好卧；七十岁，脾气虚，皮肤枯；八十岁，肺气衰，魂魄离散，故言善误；九十岁，肾气焦，四脏经脉空虚；百岁，五脏皆虚，神气皆去，形骸独居而终矣。"

儿童期生长发育迅速，但同时脏腑娇嫩、形气未充，抗病能力

低下。心理发育也未臻完善，易受惊吓致病，情志不稳，可塑性大，易于接受各方面的影响和教育。因此，这一时期养生的特点是养教并重，以保养元真，教子成才为目标。除了合理喂养、注意寒温调护、培养良好的生活习惯外，还要重视早期教育，促进孩子智力发展。

处在青春发育期的人，这时候机体精气充实，气血调和，随着生理方面的迅速发育，心理行为也出现了许多变化。此时期的养生保健工作一方面要提高身体素质，进行全面合理的饮食调摄，满足青少年生长发育迅速、代谢旺盛的生理需求。另一方面要培养他们健康的心理。家长和教师要以身作则，给青少年以良好影响；同时，又要尊重他们独立意向的发展和自尊心，采用说服教育、积极诱导的方法，与他们交友谈心，关心他们的学习与生活。

"四十岁，五脏六腑十二经脉，皆大盛以平定，腠理始疏，荣华颓落，发颇斑白，平盛不摇，故好坐。"可见 40 岁开始是身体功能由盛转衰的转折点。这时候的养生保健至关重要。如果调理得当，就可以保持旺盛的精力而防止早衰、预防疾病，可望延年益寿。中年人是承上启下的关键，上有养老义务，下有子女抚养，并且事业上正处于巅峰期，肩上担子很重。同时，生活中难免磕磕绊绊，易使思想情绪陷入抑郁、焦虑、紧张的状态，长此以往，必然耗伤精气，损害心神，引起早衰多病。李老就是其中较为典型的一员。工作繁忙，教学、科研、临床一肩挑，任务艰巨；加之长期孤身一人在外，饮食营养有所欠缺，家中还有妻儿牵挂，诸事缠身，导致李老 40 多岁查出了高血脂、高血压，然后又相继发现了严重的颈椎病，手臂发麻，还有高血糖、冠心病、类风湿关节炎、高尿酸等疾病。用李老自己的话说"自己就是一个集疾病之大成的患者"，也就是说李老既是一位"救死扶伤"的医者，又是一位深受"疾病困扰"的患者。要说一点心理负担没有也不符合现实，好在李老生性乐观豁达，短暂的郁闷之后就重新收拾心情，振奋精神，回顾了之前不良的生活习惯，结合自己所学的养生知识，开始纠偏、调养、强身的自我养生过程。一晃 50 年过去了，这些疾病虽然还在身上残留，但是并没有出现严重的并发症，也没有给李老造成太多的困扰。现在的李老，鹤发童颜，嗓音宏亮，耳聪目明，步履稳健。回顾 50 多年来的心路历程，李老感慨地说："养生首先要有乐观的心态（特别重要），不要为琐事过分劳神，不要强求名利、患得患失，不要长期超负荷运转，要科学合理地安排自己的工作休息时间。中年是养生的关键期，这个阶段不注意养生，今后身体将会有很多隐患，现在经常有 40 多岁的精英人士在工作中突然就去世了，实在可惜！"

到了老年，生理功能自然衰退，机体调控阴阳和谐的稳定性降低，而退休和身体状况又限制了老人的社会活动。这个时期身体功能下降，心理上的落差也比较大，常产生孤独垂暮、忧郁多疑、烦躁易怒等心理状态，其适应环境及自我调控能力偏低。若再加上不良生活习惯、不良环境或不良饮食习惯等因素，易诱发多种疾病，一旦患病，多较难恢复。和大多数老人相反，李老的老年生活是丰富多彩的，旅游、字画、健身、坐诊看病、读书看报，该做的一件都没落下，以前因为上班忙做不成的事现在也圆了梦。用他自己的话说，"退休后的生活有趣多了，也比以前更健康、更快乐了！"

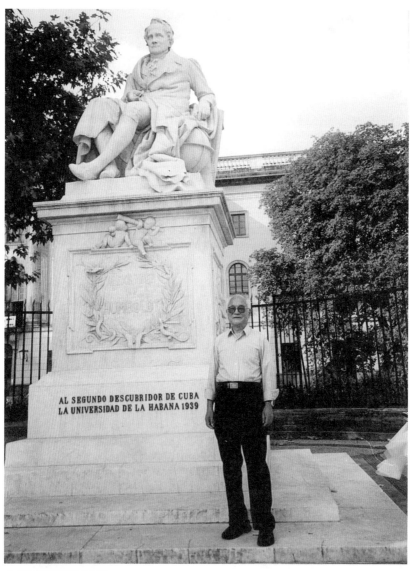

▰ 德国柏林洪堡大学

第五节

养生先养"心"

　　"要达到身心和谐，首先要重视'心'的健康。养'心'就是调养自己的精神境界：一方面，要培养良好的社会行为规范，使自己能更好地适应社会、热爱家庭；另一方面则要提高自己的艺术情操，使自己经常保持情绪安宁、心境祥和的精神状态，'心'的健康与否决定了身体的健康程度。"——李济仁

　　养生就是修养身心，以期保健延年，养生的目的是为了健康、快乐地生活。世界卫生组织（WHO）对健康的定义是：健康不仅仅是不生病，而且在身体上、心理上和社会适应上、道德层面上都处于完好状态。这与我们中医学几千年前提出的"身心和谐""天人合一"的观念不谋而合，所以中医学给我们留下的养生知识十分珍贵而有效。

　　对于养生，李老有自己深刻的体会。他认为，养生就是不断地纠正自己的不健康状态，使自己变得健康。所以，养生之初必须要了解自己的体质特点，针对自己的体质特点，选择相适应的养生方法，顺应自身机体的规律，调整阴阳偏颇。其次，当机体处于不健

康的状态时，自己要及时发现，及时调养，争取将疾病扼杀在萌芽阶段。李老最初就是因为工作繁忙，疏忽了对自己身体的关注，等到病情严重了才发现并重视起来，导致以后的养生之路曲折而漫长。

养生的目的是要达到身体健康和心理健康，"身""心"相互影响，相互促进，养心可以从以下方面进行。

一、养德润身

"有德君子，慎言语，节饮食；有德君子，坐有坐相，立有立相，走路有走路相；有德君子，处理事情的时候合于天理，顺乎人心；有德君子，立志理想，工作尽职尽责；有德君子，堂堂正正，自律自省；有德君子，宽容友善，勤劳俭朴。"这是李老眼中"德"的标准，也是李老数十年如一日践行的标准。

养生首重养德。"德"是涵盖了诚信、仁义等一切美好品行的道德范畴，是一个人或社会好的内在的品格和价值观。养德就是要使自己的行为规范符合当代社会的价值观。养德可以使我们更好地适应社会，获得身心健康。

1. 仁心济世，大医精诚

"术著岐黄，心涵雨露"是对李老行医一生的总结。李老 7 岁习儒，后有感于动乱年间、民众疾苦、求医艰难，且长兄夭折，自身又感疟疾，故毅然弃学从医。13岁从师于汪润身学习中医，后拜入新安世医"张一帖"第十三代传人张根桂的门下。张氏一脉是北宋名医张扩的后代，擅长治疗伤寒。有明确传承则始于明朝嘉靖年间张守仁，其独创的"十八罗汉末药"药方，往往一帖见效，故称"张一帖"。历经明、清、民国，至今400多年来，无数或病或危的病人，或抱或抬，纷纷赶赴定潭求医，在一个医疗条件极其落后的偏僻农村，"赶定潭"，请张家下药，成了患者活着的希望，"定潭向有车头寺，半夜叫门一帖传"的俗语一直流传至今。李老因品性敦厚，又勤学善悟，被张根桂招为上门女婿，在继承"张一帖"医术传承的同时，也继承了张家医德医风，受"孝悌忠信、礼义廉耻、自强精进、厚德中和"的"张一帖"家规家训熏陶，李老改名为李济仁，以"仁术济世"作为自己的人生目标。

李老19岁开始独立行医，行医之初，即名声斐然。70多年来，从一代乡医成长为一代名医，从最初的临床医生到集临床、教学、科研为一体的大师级名老中医。教学中，李老根本不用看教材、讲义，各种经典烂熟于心，张口即来，讲起《黄帝内经》来深入浅出，通俗易懂，虽然李老那夹杂着歙县土话的普通话有点难懂，但是学生们听起来仍是津津有味。在科研上，李老立足新安医学和《黄帝内经》研究，不辞劳苦，带领学生走遍了古徽州的各个角落，还原了668位新安医家、400余部新安医著原貌，并厘清和阐明了新安医学对急、危、重病证的经验和规律，填补了新安医学研究的一项空白。其他如学术专著、论文、教材编写，更是不胜枚举。

"我最大的乐趣是给患者看病，为患者解除痛苦；特别是看到患者药后病痛减轻或消除的一张张笑脸，别提心里有多高兴了！"这是李老的心声。临床工作中，在继承"张一帖"家传心法的同时，融汇新安医学学术思想及《黄帝内经》理论与诊治方法，践之于临床每有神效。1965年，正处于艺术表演与创作巅峰的艺术家严某患严重失眠，当时各路中西医名流都束手无策，即使是当时从德国进口的最有效的安眠药，严某起初服用还有效，时间一长就又不管用了。无奈之下只得回省城合肥，找到了李老为其看病。此时的严某头昏烦躁，腰膝酸软，口渴咽干，大便秘结，眼眶四周青黑凹陷，舌绛少苔，脉弦数。治病必求于因，李老经过问诊得知严某因创作新剧竭尽心智，用脑过度，严重失眠已一年有余，虽经多方治疗时有微效，但求诊时竟日夜目不交睫。李老多方参详，结合《黄帝内经》经文："肝者将军之官，谋虑出焉。"严某的病机应属于肝阴不足，酿生虚火，火性炎上，上扰心神，心神不安，故成失眠顽症。因此，李老拟了一个镇肝摄纳、阴阳并调、兼顾养神的方子。1周后，严某从昼夜不眠到每天能睡4小时，便秘问题解决，头昏减轻，但是仍有心烦、梦多症状。说明判断正确，原方稍作增减，继续服用20余剂，彻底根治，随访半年，未见复发。类似顽疾，李老诊治颇多，大多数疗效显著。医术的高超，与其一贯以来的勤奋多思是分不开的。

李老凭借深厚的理论功底与丰富的临床经验，在长期的医疗实践中对众多的疑难病证均有良好的治疗效果，并总结了多个效方验方。如：治疗乳糜尿的苦参消浊汤、加减苦参消浊汤、加味萆薢分清饮、消浊固本丸及食疗方，还有治疗多种类型冠心病的归芎参芪麦味方，治疗慢性肾炎蛋白尿的固本益肾汤等，融经方、时方、新安医方为一炉，无不体现着李老对中医药精髓的熟练与精致。李老提出的"痹痿统一论"学说和"辨治顽痹四法"，奠定了李老在中医痹痿证方面的权威地位，与国医大师朱良春教授等同时被尊称为"中医治痹五老"。

李老医技高超，更兼医德高尚。如今已 90 岁高龄，无论春夏秋冬，仍坚持每周四坐半天门诊，经常一早出去，中午 1 点多才下班；同时，不得不经常在家接待从外地赶来就诊的患者。慕名前来就诊的患者来自全国各地，北至新疆、黑龙江、内蒙古，南至广西、四川，覆盖了大半个中国。每当这个时候，陪他一起坐诊的女儿李艳总是又心疼又无奈，"人家大老远跑来，我总得给他看看吧。"李老笑呵呵地说。

李老不仅在医术上继承"张一帖"，更是将"张一帖"舍医送药的传统传承发扬。20 世纪 80 年代，交通很不方便，有一位来自内蒙古的病人求诊，一来一回得奔波好几天。看着病人来回奔波，李老实在于心不忍，就想了一个办法，让病人复诊时通过电话或者信函告知病情，然后开方开药寄过去，这样就极大地方便了病人。后来就慢慢推广到新疆、黑龙江等边远地区甚至国外的病人，从而免去了很多病人的来回奔波之苦，也减少了交通费用。至今，李老已经为国内外 1 万余人次的患者提供了"无偿函诊服务"。医者仁心，不外如此。

2009 年，李老荣获首届"国医大师"称号，实至名归。"国医大师"不仅代表着李老对中医药事业作出贡献的肯定，更是对李老"少年立德，仁术济世"一生的赞誉。

2. 伉俪同德，国医双馨

在一棵樟树下，白衣服、白裤子、白球鞋，一身洁白的李济仁与张舜华有了第一次相见，自此开始了他们大半个世纪的同心同德、相互扶持、共同促进的多彩人生。张舜华号称"女张一帖"，在张氏传子不传女的家规阻力下，克服重重困难，终于得偿心愿，成为"张一帖"十四代传人。张舜华 12 岁即开始学医，因此李济仁入门之初，很多祖传医学知识都是由张舜华代为传授，两人一同采药、制药，共习医理，探讨病情，在朝夕相处中建立起了深厚的感情。

婚后不久，李老先后调动至合肥、芜湖工作，按政策，全家人都可以随同迁入城市。考虑到李老一人在外，工资不高，拖家带口压力太大，同时，也为了坚守"张一帖"在老家的传承，张舜华毅然留在了老家，这一留就是 20 多年，她几乎是独自一人在乡下把 5 个儿女抚养长大，还不舍昼夜地工作。六七十年代的农村，多数重病人都是医生上门出诊。她出诊的时候就把孩子背在背上，5 个孩子都有过在母亲背上出诊的经历，而且不少是三更半夜。同样在农村工作过的李老能够深切地体会到夫人在家的艰辛，因此无时无刻都在挂念着家中的妻儿。"那时一周只有一天半假，交通很不方便，从学校回家的路上就得要两天，所以只能寒暑假才能回家。每次一开学就盼着放假，想着一家团聚。"每年两个多月的假期，是李老享受家庭团聚的幸福时光，陪爱人采药、制药，有时还要一起出诊，商讨病例，教孩子读书，背汤头歌诀，一家人其乐融融。

"文革"期间，李老曾受到波及，那时的李老孤身一人在外，又担心老家的妻儿，心中郁闷之情可想而知。张舜华得知了这一消息后，第一时间给李老发了一份电报，只有8个字：放心改造，家中有我。"接到电报的那一刻，我的眼泪都要流下来了。"爱人的支持和鼓励，给了李老以极大的安慰和勇气。

到了20世纪80年代，除留下二子李梃在家中坚持传承外，李老举家落户芜湖。那时，夫妻同时在中医科工作，李老仿佛又回到了年少时在张家共同学医的经历。求治的病人经常会看到这一幕，李老诊断开方之后，有时会递给对面的夫人，两人会低声讨论几句，有时会对处方做出一些修改。即使是现在，张舜华还经常诙谐地向造访者介绍自己："我啊，是那个老头子的老师。"这时的李老总是在一边笑呵呵的，眼里充满了宠爱。工作之余，一有空闲，李老就会带着夫人到处游玩，用李老的话说，就是要好好弥补夫人在老家那么多年的辛苦付出。

由于早年操劳过度，张舜华于1998年突发脑溢血，病情危重，李老焦急异常，时刻陪护左右，病情稳定后立即把夫人送去北京最好的康复机构进行康复治疗，并且为她量身定制中医调理保健方案，还手把手地帮助夫人进行按摩保健锻炼。"那段时间着急上火，动不动就失眠，心里始终像压着一块石头。"李老形容那段时间的心情。让李老欣慰地是，张舜华以超常的毅力，坚韧不拔，刻苦锻炼。20 年来，病情没有复发，头脑清晰，思路活跃，身体各项生理指标都很稳定。现如今，夫妻二人还经常相对而坐，同时在家为来自各地的病人诊治。

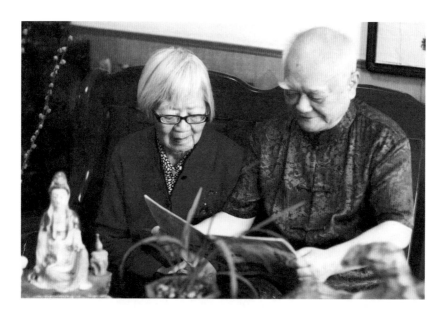

李济仁、张舜华夫妻二人杏林携手 60 余年，互相扶持，互相关爱，把一生都奉献给了中医事业，作为"张一帖"国家级非物质文化遗产传承人，他们同时被遴选为"中国百年百名中医临床家"称号。

3. 薪火传承，德广志远

"忠厚传家久，诗书继世长"。长子张其成从小就喜欢听父亲吟诗诵对。"事业从五伦做起，文章本六经得来；静以修心俭以养德，

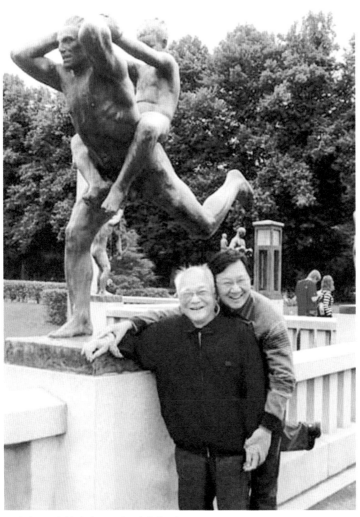

▼ 与长子张其成合影于挪威奥斯陆公园

交不遗旧言不崇华；不诚愧对往来客，无信枉称商贾人……"一些诗句张其成到如今仍张口就来。"我们从小就被要求背诵《汤头歌诀》《药性赋》《百家姓》《三字经》等，我们兄弟几个最喜欢的还是听着父亲一边吟诵，一边讲故事、讲做人的道理。每次跟着父母出诊，看到祠堂、牌坊或是老屋，父母亲总是会给我们讲述上面那些砖雕、石雕、木雕的故事。"张其成回忆道。

独女李艳对老爸那半土半洋的普通话记忆犹新。"每年的大年初二，老爸都会带着我们几个小家伙出门拜年，老爸是一路走一路背诗，普通话半土半洋，常常逗的我们几个哈哈大笑。"李艳如今回忆起来也是乐不可支，"老爸不知道哪来的那么多诗，记得最清楚的

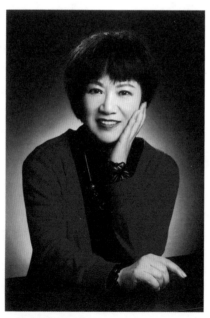

▶ 李艳教授近照

是'麦浪青青菜花黄，桃花灿烂李花香。路荫陌上有人笑，一路春风到故乡。'就这样我们几个小家伙走起来也不累了。"

寓教于日常生活之中，潜移默化之下，现在李老的子女们都成了各领域的杰出人才。长子张其成为北京中医药大学国学院首任院长，投身于国学的研究和传播；女儿李艳为皖南医学院第一附属医院（弋矶山医院）中医科主任；二子李梃留守老家，继承新安医学，发扬"张一帖"家传医术；三子李标是中国科学院物理学博士；四子李梢为清华大学教授，从事中药网络药理学、中医药大数据研究，正为中医走向科学默默努力。"一门双国医，五子四博导"是李老父子传承的辉煌成果。2016年李老家庭被评为"第一届全国文明家庭"，这是对李老"诗书传家"的客观评价。子女们在李老多年前的精心培养下，在各条战线上为祖国建设贡献自己的力量，并且儿女们在各自领域都作出卓尔不凡的成绩。每每谈及儿女们，李老总能滔滔不绝、细数他们近期取得的成绩，也总是乐得合不拢嘴，但也总是谦虚地说："孩子们做得还不错，比我脑子好使。"孩子们"争气"、家庭和谐，是李老快乐、幸福的重要源泉之一。

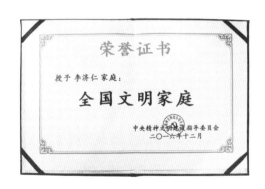

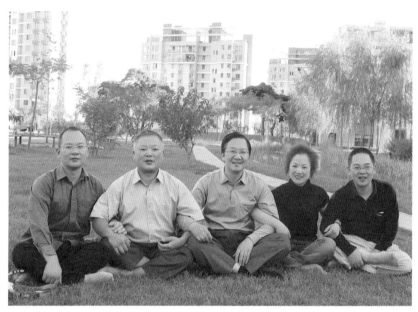

▶ 李济仁、张舜华的 5 位子女：张其成、李艳、李梃、李标、李梢

　　"源于新安，立足国学，重视临床，走向科学。"这是李老对中医传承、发展的寄语，也是李老多年工作中的感悟。作为高等医学院校的教授和主任医师，李老执着于中医药事业的发展，对李老来说，让中医得到更多的人认可是他现在最大的心愿。和祖训"传男不传女"的保守传承不同，李老从没想着把医术留在自己手上或"传内不传外"，不管是子女还是学生，只要诚心学习，他都会倾力相授。李艳一直跟随李老学习中医，即使当上了中医科的主任也还经常跟随李老坐诊。当初安徽中医学院的研究生夏黎明因为导师病故，无人指导，李老得知后，爽快地将其收为门下。周骋考研时从南京中医学院调剂到安徽，到处寻人，访求导师，李老被其求学精神所感动，打破常例将其招收入门。"一个人医术再好，能治多少人？不要保守，让

更多人学会治病，给更多的人治病，这就是我们为医的目的。"李老的学生遍布各地，培养指导了大批的研究生，弟子多达 30 余人。其子弟和后人在李老夫妻言传身教的影响下，个个不断进取，活跃在各自的岗位上，形成了一个个充满活力的博士群体，如张其成、仝小林（院士）、孙世发等，让"张一帖"世医后继有人，让中医药事业后继有人，长此以往，中医药事业必将代代繁盛。

2017 年李济仁荣获第六届全国道德模范提名奖。关于"德"，李老有自己的见解。他认为德是生命健康发展的能量源泉，是顺应自然、社会和按照自然规律去做事的一种人文精神的传播。"养德"就是要达到发展社会、提升自己的目的，是传播正能量的枢纽，维持整个社会和谐有序的不竭动力。

二、养性修身

"沉醉于字画，纵情于山水，不仅让我的文化知识和文化品味得到了不断提高，同时陶冶了情操，净化了心灵，享受了快乐，使我的身心更加健康。"——李济仁

"养德"是规范自己的言行，是培养自己的行为规范；那么"养性"就是陶冶我们的精神情操了。通过陶冶精神情操使自己内心平静，排除不良情绪的干扰，保持健康快乐的心态。健康快乐的精神

面貌，可以让人心情平和、气血条达，有利于我们的身心健康。音乐读书、饮茶品茗、字画欣赏、游山乐水等，沉醉其中，感悟其中的真义，对于陶冶情操、身心健康都大有裨益。李老平素爱好广泛，兴趣颇多，尤对字画欣赏、游山乐水情有独钟。

1. 收藏欣赏，字里画间含深意

李老自幼习书，旁通诗画，其后由于医术超群的原因，他与丰子恺、林散之、吴作人、启功、程十发等书画名家都互有往来，其中多位后来成了至交。"很多书画家、收藏家都很长寿，如 81 岁的董其昌、82 岁的袁枚、91 岁黄宾虹、93 岁的启功等，他们中有很多其实也不是很注重养生，但是他们都很健康、很长寿，究其原因，都与他们志趣高雅，醉心于艺术，不被世俗环境所影响的超然心态有关。"李老分析道。20 世纪 70 年代，因为要给启功先生调理一下身体，李老第一次上门拜访了启功先生。启功先生的家比较简陋，门口一幅"大熊猫睡着了"的对联让人忍俊不禁；屋内随处可见各种各样的儿童玩具，童趣盎然；在求取墨宝时，启功先生一挥而就"神存于心手之间"，精辟地指出了医、艺的最高境界都在于"神"。至道别离开，走出很远，回头仍能模糊看见先生站于门口，微笑合掌道别。"启功先生超然的心态，谦逊的处事，对艺术的沉醉都给了我很大的启迪和感悟。"李老至今仍念念在怀。

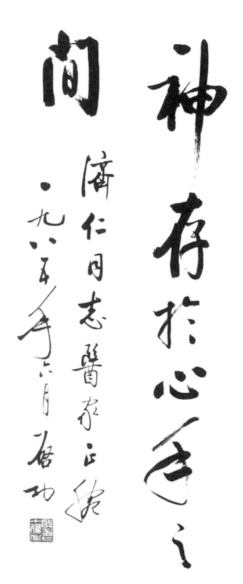

▰ 启功先生题赠"神存于心手之间"

由于爱好，李老收藏了很多名人字画，其收藏经历也颇为曲折。1966 年开始破"四旧"，其家中历代留传下来的医书、字画、古董被抄，损失殆尽，李老非常痛惜，20 世纪 70 年代初千方百计进行抢救。凡遇清理烧毁"破烂"的情况，他都要上前劝阻，或建议卖给县旧货店，期间抢救了不少古董字画等徽州文物。有些书画名家落难，李老依然继续为其诊病送药，并馈赠笔墨纸砚，通过他的"救"与"帮"，留下了不少书画佳作。中年时期的李老家庭负担重，又查出高血脂，心情郁闷，心事重重。起初是通过看字画来转移目标，调节自己的情绪，其后沉醉于其中，兴致越来越高，时常半夜起来欣赏所得。

一杯清茶，或坐或靠，环顾四壁，字画琳琅，一一细品，悠哉悠哉，这是李老最惬意的生活方式之一了。"夏天观梅花可感到心凉意惬，冬天赏荷花可感到丝丝暖意；情绪低沉时可看生机盎然的花鸟图，情绪烦躁时可品味冰天雪地的北国卷……"由此可看出李老的鉴赏品味之真，徜徉于水墨丹青的精神世界里，既实在又空灵，又怎能不健康，又怎能不长寿？

独乐乐不如众乐乐，每有至交来访，李老总要拉着他们一起品味欣赏字画。同道中人则互相探讨，互相感慨，不懂书画的人则一一详细讲解，述说自己的鉴赏心得。为了让更多的人欣赏到他的藏品，他将收藏多年的清初著名书画家程邃（穆倩）隶书四条屏等珍品，无偿捐赠给安徽省博物馆，李老此举受到了安徽省博物馆的表彰。他和夫人张舜华主任医师还一起把部分藏画连同孤本、善本医

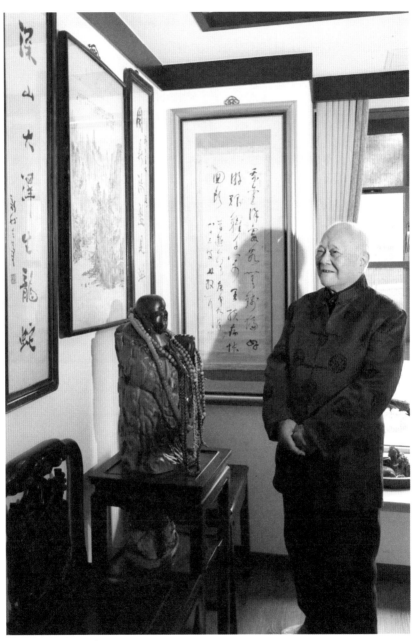

� 李老独自欣赏字画

籍捐给家乡的安徽中国徽州文化博物馆、歙县档案馆及芜湖市博物馆，作为"李济仁张舜华医艺馆"的藏品。

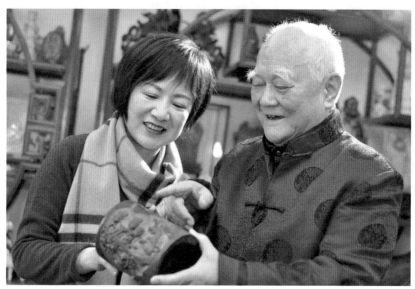

▶ 李老与女儿李艳一起鉴赏藏品

2. 游山乐水，自然界中藏真知

"读万卷书不如行万里路。"李老既是一位精研岐黄、笔耕不辍的医者，又是一位亲近自然、酷爱旅游的智者。

用李老自己的话讲："江声画韵伴医书。"李老所居弋矶山医院的医苑小区就在长江南岸的弋矶山下，林木荫翳，绿荫如盖。晨起林间听鸟鸣，江畔听涛声，可以活动肢体百骸，再从容散步，实是李老的一大赏心乐事，就是在这样一个优美的环境里，李老创造出一套适合自己的养生功法。

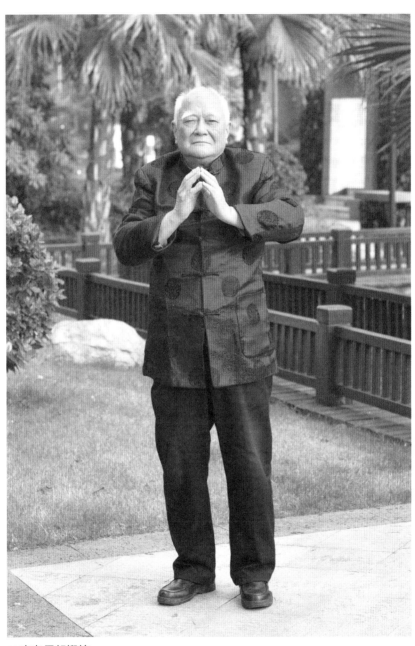

�----李老晨起锻炼

　　李老亲近自然，喜爱旅游；性情豁达，四海为家，不但踏遍家乡的青山绿水，而且足迹遍布大江南北、长城内外，并远赴东南亚和欧美澳非等地，全中国绝大多数的省市自治区（包括港、澳、台），世界五大洲，还有南极、北极，可谓遍游全世界。"我近70岁退休，好多医院请我去坐诊，我都拒绝了。虽然继续坐诊一年也能赚上不少钱，但我还有许多自己的爱好要去完成啊，那几年我每年都要花好几万元出去旅游，有闲功夫不去赚钱，却要花钱出去玩，估计一般的人没有我这么想得开。"李老笑着说。李老精力充沛，女儿李艳陪他去颐和园，几圈下来，李艳已经累得歇了几次，李老还在那里不停地观赏，行人在知道他的年龄后都直竖大拇指。李老认为："外出旅游，沉浸于自然山水之中，忘却工作的繁忙，可

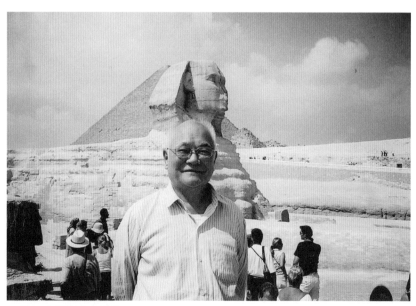

▌埃及吉萨狮身人面像

以放松自己的心灵、激发内心的活力，所以一点都不觉得累。"20世纪90年代李老东南亚一周游之后，惊奇地发现自己身体的"三高"指标，不但没有因为奔波劳累而不稳定，反而有所下降。由此，李老对旅游的兴趣愈发浓厚，退休之后，每年大多数时间都专注于世界各处山水，体悟自然的奥妙。

在尽情游遍了70多个国家后，李老还有一个心愿未了，"我五大洲具有代表性的国家都去过了，可是国内还有一处未去，那就是西藏。"上班没时间，退休年龄又大了，子女都不同意他去。对此李老一直耿耿于怀，"我心里有底，自认为我的身体去得了西藏，曾去过青海、九寨沟，都没有高原反应，可是孩子们认为我有高血压、高血糖，还有冠心病，怕我去了高原，氧气不够，肯定会要了

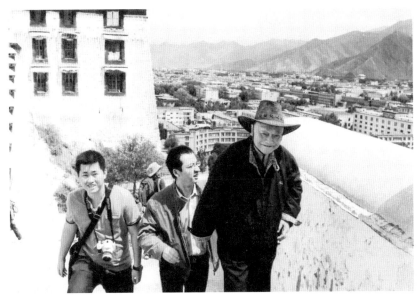

▶ 2011年8月，李老登上西藏布达拉宫，时年82岁

我的老命啊！"李老很无奈。也许是李老的执着感动了孩子，子女们为防万一，还专门请了一个医生、一个护士跟随李老一起赴藏。

"我在西藏玩了几天，去了布达拉宫，见识了布达拉宫的建筑和神奇，开心得很，一点高原反应也没有，反而是跟随一起去的那位年轻医生有反应，在宾馆睡了几天。"李老哈哈笑道。此前，著名书法家葛介屏知其有如此嗜好，特作对联一幅相赠：登五岳名山足迹园林继宏祖，精岐黄鉴古手披图籍踵青莲。

　　李老旅游的目的是深层次的，不但游山玩水，欣赏自然美景，还喜欢思考问题，探究自然界中蕴含的规律，从中增长自己的学识。女儿李艳有时会笑他"您是不是到个洗手间也要研究一番啊！"李老就笑着说女儿粗心，忽略了大自然蕴藏的知识。每到一处，李老都会了解不同地域的气候和地势、建筑风格、动植物分布、民风民俗、着装特点、饮食习惯、宗教信仰等，在新疆看见胡杨或者在海南遇见椰子树，李老就会联想到周围的气候、土壤特点，探求它们的因果。李老说："中医讲究天人合一，显然它们之间肯定有着某种联系。比如南北之间差异显著，秋天到北方城市往往雨水较多、天气湿热，不同于南方的秋高气爽；梅雨季节，南方阴雨绵绵，北方却艳阳高照，仿佛身处两个世界。《黄帝内经》中记载：'天不足西北，地不满东南。'西北之人多患脏寒胀满之内病，东南之人多患痈

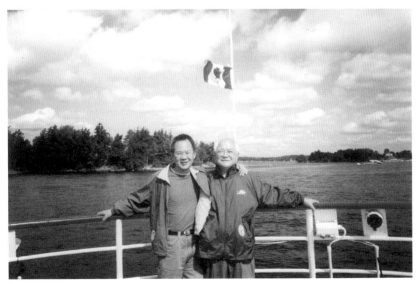

▶ 与三子李标于千岛湖游轮合影

疡挛痹之外疾。还有旅途中的'水土不服'，用中医的理论该怎么解释，怎么预防？不行万里路，不亲自体验，是不会有切身感受的。"

李老每次出游回来，必然容光焕发，精神倍增。他自己做过测试，外出旅游前和出行归来后的"三高"指标均有所下降。有人请教个中奥秘，李老笑答："我一旦想外出旅游，就把满脑子的事悉数放下，一心一意享受山水之乐、自然风光，激发出热爱祖国大好河山的豪情，日常工作的紧张心情也得以放松，血压自然会下降，血脂、血糖也在无形中得以降低。"

三、养心明神

"'心''神'指的是精神调养，养心明神就是要做到心情安宁，精神祥和。收藏字画的目的是为了欣赏内中的意境，使自己的心境安宁；游山玩水也是为了体悟大自然的奥妙和知识，使自己精神得以祥和。要养心明神，保持自己的本心，就要做到少私而不贪欲，喜怒而不妄发，注重修德养性。同时，还要尽量避免外界环境对精神的不良刺激，而优美的自然环境，和谐的人际关系，幸福的家庭氛围等都可以使自身的心神安宁祥和。"——李济仁

　　无论在日常生活中，还是在繁忙的工作中，李老总是一副温和谦逊、和蔼可亲的形象。经常有学生笑称他为"弥勒佛"。他认为心境的平和、精神的安宁非常有益于健康。而情绪过激、大起大落，或者长久的消极情绪等，都属于不良情绪。

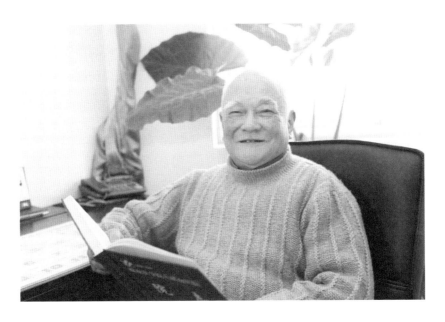

　　由于从小生活艰苦，求学时条件简陋，工作时孤身一人在外，任务繁重，饮食起居疏于照料，加上"文革"期间受到波及，李老情绪一度比较低落。此时糟糕的是还查出了高血脂、高血压，后又查出了严重的颈椎病；李老由于工作繁忙，忽视了自身健康，随后相继查出高血糖、冠心病、青光眼、白内障，加上肠胃功能不好，经常腹泻、便秘交替，几乎常见的多发病都缠上身来了。人到中年，正是向事业巅峰发起冲击的时候，同时家庭子女还未成人，事业、家庭的重担还得承担。正是这个时候，各种疾病接踵而来，当时的压力可想而知，李老也曾有一段时间，整天愁眉苦脸、无精打采。由于在工作中总叫病人树立战胜疾病的信心和勇气、要锻炼，于是自己也开始调整心态，观赏字画，出去旅游，很快就改变了自己的精神状态。这么多的疾病同时缠身，使李老的体能下降了很多，连自己热爱的临床给患者看病的效率亦明显下降，身体给李老敲响了警钟。除了遵守西医的常规服药预防外，李老为自己进行处方调理，并摸索总结出适用于自己的一套养生方法，药膳、食疗、气功、按摩、拍打等，多管齐下，还真是遏制住了各种疾病的发展！因此，李老的养生经验是从和自身的疾病做斗争的过程中总结而来的，是经受过检验而行之有效的。"我40多岁血脂高、血压高，收缩压经常达到200mmHg；60多岁血糖高，经常达到20mmol/L；70多岁尿酸高。由于经常看书写作，多年前就患上颈椎病，而且相关检查显示较为严重。西医的医生说这个颈椎病不手术就会长期卧床了，但这么多年来，我没做颈椎手术，也没有安装心脏支架，只是坚持服用中西药进行控制和预防。同时，每天坚持做各种养生操，现在我90岁了，没有中过风，也没有什么很不舒服的感觉，说明我摸索的这些养生方法还是很有效的。"李老不无自豪，他认为心态最重要，如果当初没有及时调整那种愁眉苦脸的状态，培养良好的心态、稳定自己的情绪，估计早就中风或者心梗了。

李老是乐观豁达的，2017年在北京检查出肺部结节，经多方会诊，高度怀疑为肺癌，建议他手术治疗。李老拒绝了，他很平静地说："我已经87岁了，我的身体我很了解，是不是肺癌先不说，即

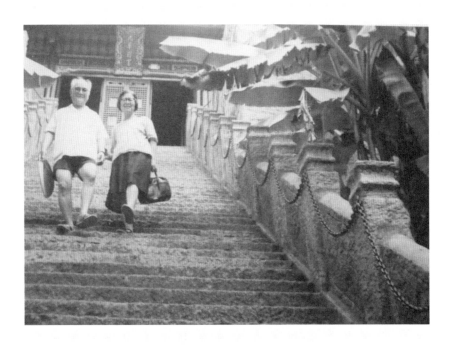

便是肺癌，不做手术，我也可以再活个三五年，那时我也90多岁了，已经够了。"出院后李老在原来拍打按摩的基础上增加了肺部按摩，并自己开一些中药喝，最近复查，竟然发现肺部结节缩小了，化验指标也基本正常了。"我不怕死的心态，加上中药和养生操，让我避免了手术的痛苦和风险"，李老笑呵呵地说。

第六节

养生重养"身"

　　中医认为，气血津液是构成人体和维持人体生命活动的基本物质，他们之间也是相互资生、相互促进的。各脏腑生理功能正常，并相互协调，产生气血津液，排出废物，并输送气血津液到全身各处，维护着人体的健康。如何使我们的气血旺盛，脏腑强健，身体健康呢？《黄帝内经》指出："其知道者，法于阴阳，和于术数，食饮有节，起居有常，不妄作劳，故能形与神俱，而尽终其天年，度百岁而去……"意思是长寿的人，他们首先要知"道"，了解体内气血的运行规律，五脏的喜恶特性，还要了解自身与四季气候、自然环境的关系，饮食五味、起居劳作对机体的影响等，了解了自身身体的奥秘，我们才能有针对性地调养自身的饮食、起居、劳作规律，同时做一些自我按摩导引等，如此，基本就能"尽终其天年，度百岁而去"。

一、顺应自然

　　"顺应自然不是让我们在自然面前听之任之，消极应对，而是要我们充分认识自然的客观规律，掌握其规律，主动地采取各种养生措施来应对其变化，从而使我们达到避邪防病，保健延衰的目的。"——李济仁

　　《黄帝内经》中记载："人与天地相参也，与日月相应。""天人合一"是中医学说的核心观点之一，日升日落，决定着万事万物的生长壮老，月圆月缺，影响着江河湖海的潮汐涨落，"天食人以五气，地食人以五味。"人呼吸的是自然界的空气，赖以生存的营养物质来自自然界的产出，异常的气候变化、不良的居处环境又会对人体的健康造成不良的影响。因此人体的脏腑强弱、气血盛衰以及感邪受病都与自然界息息相关。春季时风和景明，阳光温暖，李老会出去踏青郊游；夏季气候炎热时，李老会去北方或者乡村避暑；天气寒冷的冬天，李老尤其注意保暖，这些都是他在顺应自然方面一些具体的养生方法。李老常说："顺应自然的理念包含的范围很广，基本可以涵盖我们生活中的方方面面。具体表现在人体内在的运行规律、社会环境的变化规律、地理环境的特点、四季气候的变化特点等，了解了这些规律和特点，就等于掌握了开启健康大门的钥匙。"

1. 顺应人体的自然特点

人体内有五脏六腑，外有皮肉筋脉骨，之间有经络纵横相连，气血在其中循环贯注，如此构成了一个完整的人体结构。各结构间相互协调、充分发挥各自的功能，是人体保持健康的必备条件。

首先我们要了解人体的脏腑功能特点。

✓ 肺主气司呼吸，喜润恶燥，因此，秋天干燥的气候容易伤肺，久在高温干燥环境中工作的人需要及时进行肺脏的养护，如多饮水，补充润肺的食物等。如不注意防护，日久会影响肺的呼吸功能。

✓ 心主血脉、藏神，心气充足，则血液运行有力，脉络充盈，机体组织能得到充分的营养供给，健康就能得到保证。

✓ 肝藏血、喜条达，因此我们要保持精神愉快，使肝气顺畅，则气血自然调和；若精神抑郁、暴躁或情绪反复无常，都可使肝调畅气机的功能失常，日久会发生疾病。

✓ 脾主运化，负责对食物的消化吸收，是人体的后天之本。

✓ 肾主藏精，主骨生髓，是人体的先天之本；脾与肾，一后天，一先天，在人体的健康养生中占有重要的作用。

✓ 六腑负责饮食物的消化、转运及糟粕的排泄等，六腑功能"以通为用"，意思是六腑要始终保持通畅，保证机体能正常吸收营养物质，排出废物，如此循环往复，方能保持新陈代谢。要使六腑通畅，除了饮食的调摄，还要保持良好的生活习惯和安静祥和的精神状态，同时，还可以做一些运动来促进六腑功能的通畅。经络是气血运行的通道，"通则不痛，痛则不通"，经常进行按摩、拍打、点穴以及运动对于保持经络的通畅都很有益处。

其次，要了解个体的体质特点。

人的体质各有不同，有些人偏阴虚，有些人偏阳虚，养生的目的是使我们阴阳偏颇的体质趋向于阴阳平衡。

✓ 偏阴虚的人平时就要注意养护自己的阴液。

✓ 偏阳虚的人则要注意养护自身的阳气，包括饮食、起居、运动等方方面面（详见第一节，认识自己的体质），"损有余而补不足"。

✓ 痰湿较多的人就要多吃清淡之物，尽量避免大荤油腻、甘甜之品。

✓ 瘀血体质的人则要注意多运动，促进身体的血液循环。

✓ 气血虚弱者则需要通过食物的选择来补充气血，也可以通过中药调理来恢复。

患有慢性病的人，需要了解自己所患疾病的宜忌事项，在服药治疗的同时，从生活起居等细节做起，来避免疾病的复发或者加重。

最后还要了解自己所处的年龄特点，清楚自己的身体机能。

年轻人生机勃勃，精力旺盛，在专注于学业和事业的同时也不要忽略了对身体的保养；老年人阳气渐衰，脏腑功能渐弱，稍受外邪即可能发生疾病，因此对身体的调护保养尤显重要，切不可不服老，逞能去做一些力不能及之事，以免对身体造成损害。

2. 顺应人类的生活环境

《黄帝内经》认为，人们的生活环境不同，发病情况也会有所不同。统治阶层的"王公大人，血食之君"，多患富贵之疾；被统治阶层的"百姓""布衣之士"，则有其"民病"之患。富贵人为了长寿，多食膏粱肥甘、芳草美味、金丹石药，故内热中生，而致诸病。而"民病"却与此不同，《素问·痿论篇》中记载："有渐于湿，以水为事，若有所留，居处相湿，肌肉濡渍，痹而不仁，发为肉痿。……有所远行劳倦，逢大热而渴……发为骨痿。"说明百姓长期居处于潮湿之地，若长期在水中和高温环境之下劳作，而不采取保护措施者，易发生肉痿和骨痿之病。

在当今社会，没有了各阶层的区别，国家鼓励我们大家共同富裕奔小康，但仍然有生活环境的不同，有条件艰苦的，也有生活奢华的，因此，我们需要认识到自己所处的生活环境，尽可能地调整衣食住行，使自己能健康快乐地生活。条件艰苦的，要注意劳逸适度，在潮湿、灰尘等不良的环境中工作，需要做好个人防护，避免环境对自己身体的伤害；饮食上多补充营养物质以弥补体力劳动造成的亏耗；生活条件较好的或安逸的，则需注意动静结合，适度运动，营养均衡，避免过逸给身体带来的疾病；生活奢华之人，要注意控制自己的欲望，不可嗜欲无度，戕害自己的身体。

3. 顺应人类的地理环境

不同的地理环境，如地势地貌、地质土壤、水质水温等地理环境特点也和我们的健康养生有着密切的关系。《黄帝内经》中"天不足西北，其地高气寒属阴；地不满东南，其地低气热属阳，故西北之人多患脏寒胀满之内病，东南之人多患痈疡挛痹之外疾。"明确提出了地理气候特点和人体发病的关系。"长期生活在当地环境的人们，已经适应了各自的地理环境特点，所以正常情况下不会发生疾病。"李老进一步解释，"但是中医有'水土不服'之说，指的是当我们移居他处或者外出旅游时，因为突然改变了居处的地理环境，造成身体不适，甚至发生疾病的情况。"因此，当我们计划外出或者去与原先居处的环境有较大不同的地域时，我们应事先了解当地的地理环境特点，事先做好预防，如此才能使自己的身体很快适应当地的环境或者规避当地不良的环境因素。如有些地方气候干燥寒冷，就要多饮水和准备一些润燥养阴的食物，有些地区潮湿多雨炎热，则需要防止蚊虫叮咬，饮食注意清淡，避免油腻过重，防止助湿生热等。

4. 顺应四时气候

自然界四季的特点是春温夏热、秋凉冬寒，人体的阳气盛衰规律也是春生、夏长、秋收、冬藏。春夏之时，人体阴气少而阳气多，多发阳病；秋冬之时，阳气少而阴气多，多发阴病。所以说"春夏养阳，秋冬养阴。"

✓ 春天阳气开始生发，我们就要通过饮食、起居、运动等来顺应阳气的生发特点，如多到户外踏青运动，使阳气顺利发展壮大，增加我们人体的活力和抗病能力。

✓ 夏天阳气旺盛，我们的活动规律既要保证阳气的正常疏泄，以免阳郁化火，又要避免阳气的疏泄太过，更要避免过食寒凉如冰棒、冰镇饮料等，以防损伤阳气。

✓ 到了秋天，则需要补充夏天阳气疏泄导致的阴液不足，防止秋燥伤身。

✓ 经过春夏秋三季的生长消耗，到了冬季，人体则需要一个休养生息的过程，所以此时阳气是闭藏的，日常生活起居中也要顺应这个闭藏的规律，《黄帝内经》中记载："早睡晚起，必待日光。""无扰乎阳"，注意保暖，适当补充营养物质，以为来年阳气的生发壮大做准备，更要注意不可食用过多的辛辣温热之品，以免生热甚至火伤及阴液。

中医有"六淫"致病说，说到"六淫"必先说"六气"。"六气"指的是自然界中的风、寒、暑、湿、燥、火6种不同气候，而春、夏、长夏、秋、冬又各有其特点，春风、夏暑、长夏湿、秋燥、冬寒等是自然气象的基本类型，它们因四时而更替变化，"正常情况下，这六种气候一般不会导致疾病，只有当气候突然变化（如两天之内温差达到10℃以上）或出现反常（如该寒不寒的暖冬），并且人体抵抗力下降的时候才会导致疾病的发生，这种反常的气候我们就称之为'六淫'。"李老解释道。因此"六淫"也各有主时，春天多风病，盛夏多暑病，夏末秋初多湿病，深秋多燥病，冬天多寒病。《黄帝内经》养生的一个重要理论就是"顺时养生"，因此，顺应四时气候特点，调整我们的饮食起居是我们养"身"的重要一环。

"风"四季都有，但以春天为主，故为春之主气。

人感受风邪就会引发鼻塞、流涕、咽痒、咳嗽、头痛、发热等证候，所以，一年四季，尤其是春天一定要注意风邪的侵入。特别是慢性病患者、老人及小儿等，春天出门尽量戴帽子和口罩。

寒，为冬季主气。

寒邪就是"寒气"侵入人体的外在病邪，寒邪伤人常使人体气血津液运行迟滞，可以侵犯体表或直接侵犯内脏，甚至凝结不通，不通则痛，从而出现各种以疼痛为主的病证。

暑，为夏天主气。

炎热、暑湿交蒸、闷热是它的特点，夏天说谁中暑了，说明他感染了暑邪，症状是高热、大汗、烦渴、肌肤灼热等。

湿，为长夏主气，长夏相当于梅雨季节。

此时雨水较多，湿热熏蒸，气候潮湿，这样的气候也容易引发疾病，如果湿困于脾胃，则不思饮食，口黏口甜，如果湿邪浸淫肌肤，则可见湿疹等皮肤病，所以长夏要注意防止湿邪的侵袭。

燥，为秋季主气。

与湿相反，燥以空气中缺乏水分、湿度降低为特点，表现为劲急干燥的气候，如初秋之际，久晴无雨，天气燥热，这种气候也容易引起身体的不适甚至疾病，如口鼻干燥、皮肤干涩、大便干结不通等。

火邪，大部分是由内而生的，外部原因是诱因，总的来说还是身体的阴阳失调引起的。

外感火热最常见的就是中暑，通常都是温度过高、缺水、闷热的环境下待得时间过长，导致体温升高。内感火热的情况会更多，现代人的压力大，经常熬夜，吃辛辣的食物等都会引发上火，导致汗出、口渴、小便短赤等。

由上可知，外避邪气要根据季节的更替而采取相应的措施，正所谓"虚邪贼风，避之有时"，养生顺应自然才能收到事半功倍的效果。

二、饮食有节

> "我的消化功能不是太好，吃多了肚子胀，很难受。《黄帝内经》中就明确提出'饮食自倍，肠胃乃伤。'所以吃得不能太撑，以前听说有人去吃自助餐撑到吐，其实是得不偿失，花了钱不说，伤了脾胃损失就更大了。"
> ——李济仁

"地食人以五味。"食物是人体气血的来源，是人体安身之本。李老说："中医把食物分为五种不同的属性，来对应五脏，如咸入肾，甘入脾，苦入心，辛入肺，酸入肝。五脏功能要协调，食物属性的补充就需要均衡，不可过于嗜好某一种属性的食物。"因而，膳食的调配要尽可能的全面、合理、互补，即平衡膳食。例如：《黄帝内经》记述的"毒药攻邪，五谷为养，五果为助，五畜为益，五菜为充，气味合而服之，以补益精气。"即食物中米面、水果、肉食、蔬菜等要相互搭配，尽量全面，以此补养我们的身体。对我们的食物调配有了具体的要求，这可能是我国现存提出最早的居民平衡"膳食宝塔"，只不过比较宏观罢了。

如果长期偏食，则会导致我们人体发生疾病。《黄帝内经》中记载："膏粱之变，足生大丁。"意思是大鱼大肉吃多了体内痰浊会很重，阳气偏旺的人皮肤就会经常长疮疖脓肿。同时，还有"味过于酸，肝气以津，脾气乃濡，味过于咸，大骨气劳，短肌，心气抑，味过于苦，心气喘满，色黑，肾气不衡……"的论述，说明过度地偏嗜于某一种食物，就会造成相对应脏腑功能的损伤，引起五脏功能的失调，从而影响身体健康，甚至引起严重的疾病。

在不同的季节，也可以选择一些与季节气候相适应的饮食，多吃时令蔬菜，增强自身与季节气候变化的适应能力。

✓春季阳气开始生发，在饮食方面要注意遵循"养阳"的原则，适当进食一些"补阳"的食物。

✓ 夏季饮食宜少苦增辛，即少食苦味，多进辛味。可以适当吃些辛味的东西，如辣一些的萝卜，以及葱白、姜、蒜等，因其有发散、行气、活血、通窍、化湿等功用，可补益肺气，尤其是肺气虚的人更应如此。

✓ 秋季多燥，则应多食柔和、滋阴润燥之品，少食辛辣的食物，以防秋燥伤肺。

✓ 冬天肾的功能偏旺，如果再多吃一些咸味食品，肾气会更旺，进而极大地伤害心气，影响人体健康。因此，在冬天里，要少食用咸味食品，以防肾水过旺；多吃些苦味食物，以补益心脏，增强肾脏功能，常用食物如：橘子、猪肝、羊肝、大头菜、莴苣、醋、茶等。

"如果机体内部本身就有五脏偏强偏弱的情况，这时候我们也可以通过有选择地偏食来达到纠正五脏强弱的目的。"李老说，如"心病宜食薤"，指的就是心阳虚的病人应多吃一点"薤白"之类的温心阳食物来纠偏。此外，如多食甘味能补虚缓急，多食酸味能敛肺涩肠，多食苦味能降泄燥湿，多食咸味能软坚散结，多食辛味能发表行散等。

在进食的量上，李老主张一日三餐只吃七八分饱，胃负责食物的受纳，并通过蠕动来磨碎食物，使脾能更好地消化吸收，如果吃得太饱，胃的蠕动能力就会受到影响，食物得不到充分地磨碎，相应地，脾的消化吸收功能也会受到影响，人体对营养物质的吸收就会受到影响，长此以往，不仅脾胃功能会受到损伤，人体的健康也会受到影响。

三、起居有常

人体的阳气在一天当中有盛衰起伏，白天阳气盛，夜晚阴气盛，所以人体"昼精而夜暝"，白天精神很好，夜间昏沉欲睡。因此，日出而作、日落而息是人体的正常规律，有助于人体阴阳之气和谐运行，保持身体健康。但是现代人的生活节奏和古代人有所区别，一天的忙碌工作后，对于很多人来说，晚上才是他们休闲娱乐时光的开始，而且现在物质条件发达，使得城市的夜生活丰富多彩。很多生意上的往来应酬、朋友或同学间的聚会、同事之间的交流、工作狂人的加班加点，纵酒高歌，肆意狂欢，甚至通宵达旦。殊不知，这些行为严重地违背了自然规律，影响第 2 天上班的精神状态倒是其次，日久引发身体的疾病才是最令人担心的。

正常情况下，我们提倡早睡早起，建议晚上 11 点之前进入睡眠状态，因为夜间 11 点进入子时，此时人体阴气最盛，阳气开始生发，要维护阳气的正常生发，为第二天的工作积蓄能量，最好的办法就是睡眠休息，如此才能恢复身体消耗的气血津液，保证次日的精神状态。睡前安心宁神，睡时保持居处环境温度、湿度适宜，空气流通，可以更好地保证睡眠质量。

四、房事有节

男女两性的性生活是先天赋予的本能，是人类种族延续所必须的，《黄帝内经》中记载："男子二八，肾气盛，天癸至，精气溢泄，阴阳和，故能有子……"所谓"满则泄"，肾中精气充盈，自然就会产生性行为的欲望。性生活适当，不但有利于个人身体的健康，同时对社会和家庭的安定和睦也有重要意义，所以历代医家未有不重视性生活者。

自古以来，人们皆主张男大当婚，女大当嫁，说明性生活是必须的、是顺应自然的。如果成年之后，没有适当的性生活，不但生理上得不到满足，日久易酿成疾病。而且，在心理上由于所欲不遂，隐曲难伸，易形成气机郁滞之证。肾主藏精，肝主疏泄，性生活的完成不仅依赖于肾精的充盈，也依赖于肝主疏泄的功能。古代医籍中每有论及寡妇、鳏夫之病者，认为肝失疏泄者居多，其缘故即在于此。因此，适度的性生活有助于肝的疏泄功能，使人体气机条达，有利于身体健康。但是性生活要消耗肾精，肾为"作强之官，伎巧出也"，肾中精气是人生命活动的原动力，全身阴阳之根本，过度消耗肾精，会导致整天昏昏沉沉、精神不振，做事无精打采，工作容易出差错，严重者甚至导致性功能减退，全身虚弱，甚至早衰。因此，性生活需要节制，肾精不可不惜。一般来说，性生活的频次需要根据各自的年龄、体质而定，总体以不引起第二天头昏、腰酸、腿软、易疲乏为原则。

五、不妄作劳

正常的劳作有助于气血的运行，对人体健康有利。但过度的劳作就是有害无益了。劳作分身体和精神两方面。

"久卧伤气，久视伤血，久坐伤肉，久行伤筋，久立伤骨。"指的是身体的劳作，说明人体的劳作强度有自身的范围，超过这个范围就会损伤人体健康。这一点相信绝大多数人都有这个体会。很多运动员退役后都是伤病缠身，李老自己年轻时也因为伏案时间过多，又缺少相应的运动，导致后来发生严重的颈椎病，"很多年轻才俊，不顾自己的身体条件，日夜工作，废寝忘食，虽然他们做出了一时的成绩和贡献，但是如果把身体搞坏了，生病痛苦不说，还影响他们的家庭和自己今后事业的发展，从长远来说得不偿失。"从医生的角度，李老对这些人的工作态度很是不满，"培养一个年轻人才不容易，不能只顾工作不顾身体，要从长远考虑，珍惜自己的健康。"劳作强度超过了身体承受能力的极限，长此以往会对健康造成无法弥补的损害。

还有一种劳作是精神劳作，这一点很多人没有意识到，其实这种劳作如果过度，对身体造成的伤害更大。早年李老诊治的严某，就是因为日夜思虑新剧，导致气血虚弱、失眠，属于精神过度劳累影响身体健康的典型表现。现如今，因为社会的变化，从事脑力劳动的人越来越多，如一些行政管理人员、教师、医生等，尤其需要注意"不妄作劳""文武之道，一张一弛。"因此，在进行高强度的脑力劳动时，不妨抽空去进行体育锻炼，放松一下身心，既可以提高工作效率，又可以促进自己的健康，达到养生的目的。

六、和于术数

"对于身体的锻炼，注意运动量要适度，做到'形劳而不倦'，同时循序渐进，持之以恒，方能收到动以养生的功效。"——李济仁

术数指的是按摩、导引、吐纳等，可以理解为自身的运动锻炼，运动锻炼不仅可以促进气血的运行、经络的通畅，使人体筋骨劲强、肌肉发达结实、脏腑功能健旺，增强体质，还能以"动"济"静"，调节人的精神情志活动，促进人的身心健康。因而，运动养生是养生活动中的一个重要的内容。

传统的运动锻炼有气功、导引等，其中五禽戏、易筋经、太极拳等都是很好的养生锻炼方法，与现代的一些竞技类的运动方法不同，传统的养生锻炼方法不仅注重形体的锻炼，还注重精神与运动的结合，有内外兼练的效果。因此，李老提倡多进行传统功法的锻炼，并且也是传统功法锻炼的忠实践行者，气功、五禽戏、太极拳等，几乎每天都会坚持，早晚入睡、醒来还会做一些气功的呼吸训练。同时，李老还根据自己的身体特点，摸索编排了经络穴位自我按摩拍打术，这么多年坚持下来，受益匪浅。

第七节

养生贵在坚持

"养生其实不复杂，也不深奥，关键在于坚持。除了精神、饮食、起居、劳作的一些正常规律要遵循外，还可以根据自己的喜好、体质选择一些具体的养生方法，掌握动静结合、内外兼顾的原则，坚持一段时间，就会达到较好的效果。"——李济仁

"祖国医学其实也可以算作是养生学，内容博大精深，中医学对养生方法的记述尤其全面。"李老介绍，古今记述的养生方法很多，着眼点各异，但殊途同归。大致分以下几类。

情志调摄养生

精神乐观，则气舒神旺；精神抑郁，则气结神颓；喜怒不节，则气耗神消。故清心寡欲，可使心气平和、血脉流畅、精神安定，平素或寄情于山水书画，或沉浸于音乐茶茗，均可陶冶自己的情操，使自己心境安宁，精神乐观。

吐纳养生

即今之气功。气功之要，一是静心，静而不思，若能无外无

我，可以养神而致长寿。二是以意引气，以气行周身，通达经络，包括通任督、通小周天、通大周天等各种方法，达到养气养神、经脉流畅，保健强身。

导引养生

又称为练形养生。导引吐纳，以形体动作为主导方法，如五禽戏、八段锦、易筋经、太极拳以及经络穴位的主动、被动推拿导引等。这种方法本身也要求有呼吸动作的配合。

食饵养生

通过调节食物的品质、数量、进食规律，以及回避有害的食物以养生，也包括饵药养生（古称神仙服饵），其内容包括食性、食养、食疗、食节、饮食禁忌及药养等。

保精养生

精气神为人之三宝，精化气，气生神，故精又为人之动力源泉。保精之法，开源节流。节流有二：一是养神，神安不乱，精不妄耗，清静无为，恬愉自保。二是节房事，古人将男女好合、房事伤精看得很重，认为精生有限，而性欲无节则过耗，将致疾短寿。开源即促精生长、吸引采补；前者有食饵、药物、修炼等法可以试行，后者则主要与房中术有关。

生活环境以及起居养生

人的生活，不可避免地受到环境的影响，因而对水土气候、地形地貌、森林植被等均应有所选择。古人主张在高爽、幽静、向阳、背风、水清、林秀、草芳之处结庐修养，故多选择名山大川、幽雅清静之处。现实生活中只要达到适宜就可以。

四时养生

即顺应四季气候阴阳的变化，相应地调整自身的饮食、起居、活动规律，从而达到养生的目的，包含多方面的行为因素（具体见下篇）。

李老最早患的是五更泻，每天一大早就频繁地上厕所，影响休息睡眠，苦不堪言。后来患上了高血脂、高血压，严重的颈椎病，手臂发麻、疼痛，X线片提示颈椎骨质增生非常严重，50岁的颈椎就和70岁的人一样，提前老化了，于是李老对《黄帝内经》中的"不妄作劳"4个字有了深切的体会。后来患上了高血糖、冠心病，使李老对自己以前的饮食、起居、劳作等生活方式进行了全面的反思，"其实我的这些疾病都是平时一些生活细节不注意造成的，仗着年轻体壮，为了帮助患者诊治疾病，经常饥饱无常，饮食生冷也无所谓，天天埋头看书写作，晚上不到12点以后不休息，白天也不注意运动锻炼。久而久之，得了一身的病，现在想来也是咎由自取。"李老非常感慨地讲。

　　疾病缠身，作为医生，李老首先想到的就是药物调理。颈椎病、腹泻发作的时候，除了饮食劳作小心谨慎之外，李老开始自己开方调理，一段时间后，发现药物能起到作用，但是停药一段时间后，稍有不注意病情还是容易反复，"也不能总是吃药啊！"李老说。怎么办呢？开始锻炼，"外练筋骨皮，内练一口气。"跑步、做操、练气功、练太极，又坚持了一段时间，效果明显。在锻炼的过程中，李老不停地去研究中医经典，结合经络学说，自己总结出了一些按摩拍打的锻炼方法，"五脏输送气血津液到全身，它的通道是人体的经络系统，经络系统堵塞了，即使脏腑功能完善，气血津液不能输送到全身，照样会发生疾病。"因此，经络的通畅对防病保健很重要。"按摩拍打有助于疏通经络，使气血流畅，促进健康。"

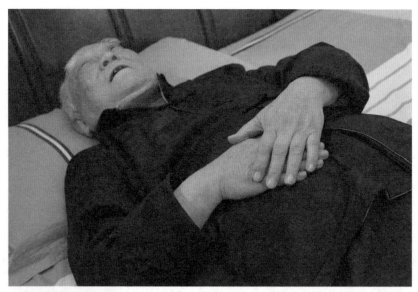

▶ 李老睡前自我按摩

李老的顽固性腹泻就是拍打按摩起了较大的治疗作用，通过摩腹、点按穴位，两个多月下来，他的腹泻就再也没有复发。李老慢慢总结出了一整套从头到脚的自我按摩拍打方法。李老说："我这套按摩拍打方法对我的健康起了大作用，我现在90岁了，智能手机上的小字还能看清，耳朵也不背，牙齿除了最后面两个磨牙是假的外，其他的牙齿都是真的，我现在还经常吃点锅巴、花生、豆类……这都得益于我的这套按摩拍打方法。"

"我从40多岁开始注意养生，当然由于工作等各种因素干扰，再加上那时觉得身体能扛得住，并没有严格执行。后来身上毛病多了，才逐渐重视起来，按摩拍打每天至少要做半个小时，还要做一些气功、书法的锻炼，我根据自己的体质配的药茶也喝了40多年，如果坚持几天就想达到很好的效果那是不可能的。现在回过头来看，如果方法运用得当，一般3个月左右就会有点效果，坚持一年以上，效果就会很明显，长期坚持就能保持健康。"李老接着说，"当然，每个人体质不一样，养生方法的选择需要根据自己的体质来进行，不能千人一法，我喝的药茶就不适合痰浊壅盛的人，甚至还会起反作用，这一点尤其需要注意。"

下篇

李老的
养生法

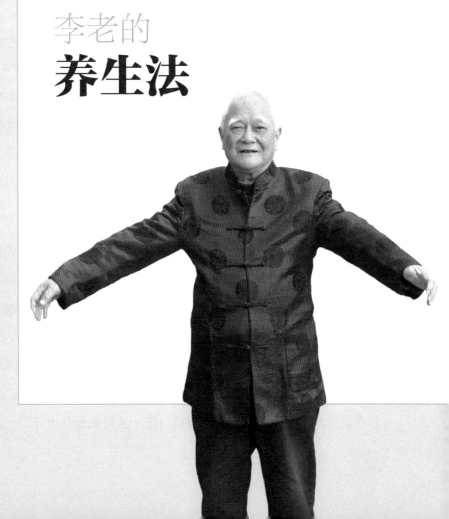

李老的一天

李老每天起床的时间并不完全一致，会根据四季的不同而有所区别，因为中医讲究"春夏养阳""秋冬养阴"，故每个季节起床的时间是不同的，如春季和夏季均为夜卧早起、秋季早卧早起、冬季早卧晚起。但每天早上 7 ~ 9 点，是李老起床的时间。

李老特别强调："早上刚刚醒来的时候，我们年纪大的人起床，不要像年轻人赶着上班一样起得那么急，即使半夜起来上厕所，也需要慢慢地先坐起来再下地，尤其有体位性低血压的患者更要慢。我一般早上起床前先将眼保健操及洗面操做一遍，再坐在床上停留一会儿，然后坐到床沿停留一会儿，再慢慢站起来走路。"李老笑着接着说："如果不需要上厕所，我就会将自己摸索独创的各种养生操在床上做一遍。"一套操做完大约 1 小时的时间。

李老洗脸刷牙后开始进早餐，他喜欢吃些五谷杂粮熬成的粥或做的饼，外加 1 杯牛奶、1 个鸡蛋，简简单单。"早餐一定要吃，而且早餐要吃得好，品种尽量丰富一些。"李老强调。李老还喜欢在早餐后吃一些水果，一般有 2 ~ 3 种，但李老每次吃的量不多。然后就开始刷牙，刷过牙之后一直到下一餐进食之前不会再吃任何东西。"刷牙之后哪怕是金子（李老形容特别好吃的东西）也不吃了。"李老坚定地说。李老平时不吃零嘴，这一坚持就是几十年。一般在吃早饭的时候，远道而来的患者已经待在外间候诊了。所以，李老一吃完早餐就开始诊治患者了。之前，家人已经将由西洋参、黄芪、黄精、枸杞组成的养生茶泡好，故而饭后或诊治患者中间喝掉一些，然后再续上水。等看完患者，李老就开始读报了，尤其喜欢阅读《中国中医药报》《芜湖日报》《大江晚报》《健康报》《中国剪报》《文摘周刊》或者欣赏家里收藏的字画，李老在一幅字画前往往一站就是半个时辰，沉浸在其中、乐在其中。

李老的午餐较简单，大多一荤两素，以蔬菜为主，饭前喝汤（李老美其名曰开胃汤），多为蔬菜汤，主食主要为馒头、包子或菜饼等。但李老吃得津津有味："中餐要吃得饱，每顿饭都需要细嚼慢咽，这样才有利于消化、有利于保护胃，更加有利于身体消化吸收。"李老如是说。

午餐后刷牙，接下来就是午休了，这是李老几十年坚持下来的一个习惯。年轻的时候睡的时间比较短，从几分钟到半小时。现在退休有时间了，一般休息 1~1.5 小时。"在子午流注里，中午处于午时，属于手少阴心经。午时心经最旺盛，午休可以降低手少阴心经的活动，也可以提高下午的工作或学习效果，磨刀不误砍柴工啊！"李老自得其乐地说。

"年纪大了起床还是要注意的，起床一定要慢，最好再醒一醒，然后坐起来，缓个 1 ~ 2 分钟，再坐到床沿，再缓个 1 ~ 2 分钟，再扶着床慢慢站起来。"李老再次提醒，午休起床也要慢。李老下午的主要任务是看书、读报、看病，有时还看看养的小鱼、盆景、花，在小区里散散步。如果是周末，天气好的时候，李老会在子女的陪同下去公园里逛逛，不管去的是赭山公园、雕塑公园、九莲塘，还是滨江公园，李老总是兴致勃勃地欣赏沿路的风景，尽管这些地方来过了无数次。一路走来，李老总是喜欢和老伴及子女唠嗑，谈谈他领略路边风景的感受，聊聊过去的事情，甚至探讨国内外时事，这是一段既放松又惬意的时光。

李老晚餐一般以软食或半流质为主，譬如面条、小米糊、馄饨，外加 2 ~ 3 个蔬菜，油比较少，吃起来也比较清淡，李老说这是按照他的身体"量体而炒"的菜，非常健康。晚饭后李老喜欢看新闻，尤其爱看京剧、动物世界。在看电视的期间，常起来活动活动，喝喝养生茶，叩叩胸部。差不多到了中央电视台的晚间新闻结束，了解完国内外发生的大事后，李老就开始洗嗽准备睡觉了。这时时针差不多指向 11 点了，李老躺在床上做一会儿全身放松功，就安然入睡了。

第一节

顺时养生法

一、四季起居有讲究

人是一个有机的整体，与自然界关系极为密切。中医学的"天人合一"理论指的是人体的内在环境与自然界的季节变化、气候环境相适应，四时气候既可以促进人体的健康，也可以损害人体的健康。因此，人们必须要认识自然界的规律，尤其是四时季节的变化规律，并顺应这种规律，适时调整自己的饮食起居活动，来达到防病保健的养生目的。

1. 春季养生

"一年之计在于春，人体养生也是如此。春天不注意养生，一旦感邪生病，会损耗自身的阳气，严重的会影响一年的身体健康。如果在春季养护好了自己的阳气，使自身的阳气能得以顺利生发、旺盛，则可保一年身体无忧。"——李济仁春季，从立春开始到立夏结束，农历属正月、二月和三月。春季的特点是自然界的"阳气"开始生发、生长，日照时间变长，气候变暖，万物复苏，天地之间呈现一派欣欣向荣的新气象。此时，人体的阳气也处于一个不断生发、生长的阶段。阳气是人体健康成长、抵御疾病的重要因素。

因此，春季养生的关键是养护好人体的阳气，使其顺利向上、向外生发舒张，并不断充实、壮大，尽量避免耗伤或者阻碍阳气的生发。

在起居活动上，可适当晚些入睡，早早起床，或引声长啸，或引吭高歌，以开宣气机。保持精神愉快，适当加强户外锻炼。天气晴好的时候，李老会在庭院或者公园散散步，拉伸一下全身关节，同时做做五禽戏和太极拳等运动，以促进体内阳气的生发、壮大。李老最爱在春季闲暇时外出旅游踏青，选择阳光明媚、风和日丽、鸟语花香的天气，或踏青问柳，或登山赏花，或临溪戏水，或行歌舞风，陶冶性情，使自己的精神情志与春季的大自然相适应，充满勃勃生机，以利春阳生发。春天易发春困，说明春季体内阳气还不够充盛，因此，应当适度午睡以蓄养阳气，不可持续操劳而导致阳气的损耗。

在穿着上，过紧的衣着会导致阳气郁闭在内，不利于阳气的生发，因此衣着应宽松。早春人体腠理开始变得疏松，对寒邪的抵抗能力有所减弱，还需要预防"倒春寒"，避免寒气损伤人体的阳气，应根据气温的变化，勤于增减衣物，《千金要方》主张春时衣着宜"下厚上薄"，既养阳又收阴，不可过于贪凉，这就是"春捂"的道理。

在饮食上，可适当进食一些温和"补阳"的食物，以充实人体壮大的阳气。如葱、蒜、韭菜、山药等。

中医学认为，春季致病的因素主要是"风"邪，"风"为百病之长，可以挟寒、挟热侵入人体而发病。因此，春季是流感多发的季节，可出现鼻塞流涕、咽痒咳嗽、头痛发热等症状。同时，也是一些慢性病容易复发的季节，如偏头痛、风湿病、哮喘、慢性支气管炎、眩晕等。其原因在于，春季气候变暖，病毒细菌等微生物繁殖加快，活力增强，同时，人体毛孔腠理舒张，而体内阳气正处于生发、成长阶段，还不是非常旺盛，抗病能力还不强大。因此，一旦吹风受凉，阳气不足以抵抗风寒外邪入侵的时候，就会导致疾病的发生。

春季防病的关键就在于"防风"，尤其防止"汗出当风"是第一防范要务。所以春天要"捂"好以避"虚邪贼风"。

穿着上要偏暖，既有助于生发阳气，也可防风。但春捂应有度，有些家长执着于"春捂"，给小孩穿衣时过于暖和，小孩经常处于汗出溱溱的状态，造成阳气疏泄太过，损害阳气的生发，一旦受风，反而比常人更容易发病。居室要保持通风，坚持每天开窗通风两次，每次不少于 20 分钟，以减少有害病毒细菌在室内的堆积。同时，要加强保健锻炼，提高机体的防御能力。

春季流感预防

每逢春季来临，身边的亲友或者病友患流感的不在少数，看上去身强体壮的年轻人也未能幸免，大家都很好奇为什么李老很少感冒。

在预防流感方面，李老也有自己的小妙招。

✓ 在饮水中浸泡贯众（约 500 克，洗净，放置于水缸或水桶之中，每周换药一次）。

✓ 在住室内放置一些薄荷油，任其挥发，以静化空气。

✓ 可按 $5ml/m^2$ 食醋，加水一倍，关闭窗户，加热熏蒸，每周 2 次，对预防流感均有良效。

✓ 用板蓝根 15 克、贯众 12 克、甘草 9 克，水煎，服 1 周，预防外感热病效果亦佳。

板蓝根

春天的气候变化，阳气生发，容易使人血压增高，出现头痛、头晕、失眠等症状。饮食防治的方法。

✓ 每天吃香蕉或橘子 250～500 克。因为香蕉清热润肠，橘子可理气健脾、调畅气机。

✓ 用芹菜 500 克水煎，加白糖适量，代茶饮。

✓ 用芹菜 250 克、红枣 10 枚，水煎代茶饮。

中医学认为，芹菜性味甘、微苦、凉，入肝、胃二经，具有平肝凉血、清热利湿的功效。这些均对调节血压有益。

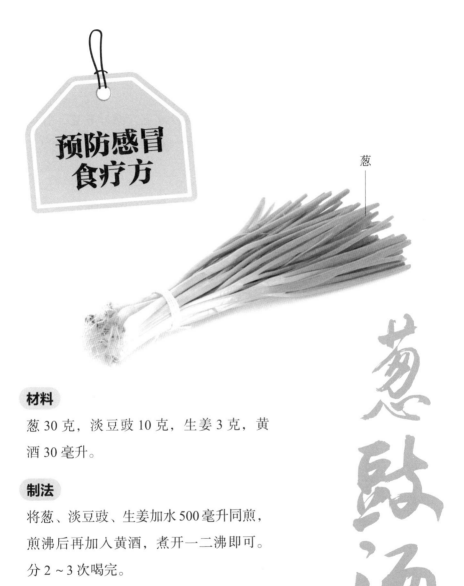

葱

葱豉汤

材料

葱 30 克，淡豆豉 10 克，生姜 3 克，黄酒 30 毫升。

制法

将葱、淡豆豉、生姜加水 500 毫升同煎，煎沸后再加入黄酒，煮开一二沸即可。分 2 ~ 3 次喝完。

功效

发散风寒，理气和中。

主治

感受风寒引起的头痛、鼻塞、咳嗽等。

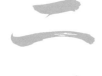

二花解毒汤

材料

金银花 15 克，竹叶 9 克，桑叶 6 克，甘蔗 100 克，白糖 20 克，白萝卜（切丝）120 克。

制法

将所有材料加水 500 毫升一同煎服。

功效

清热解毒，消炎止痛。

主治

流感初起引起的发热、咽喉疼痛、全身酸痛等。

金银花

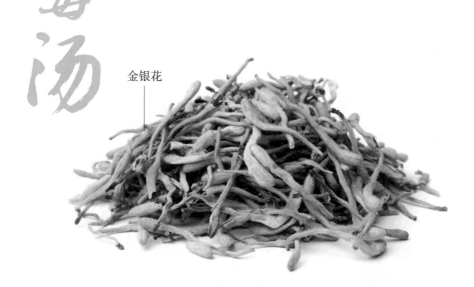

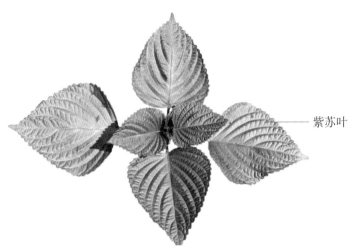

紫苏叶

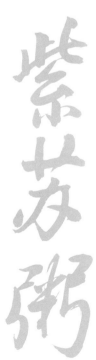

材料

粳米 500 克，紫苏叶 15 克。

制法

先以粳米煮稀粥，粥成放入紫苏叶，稍煮即可。

功效

疏散风寒，止咳宽胸。

主治

感受风寒引起的恶寒、发热、鼻塞、流涕、咳嗽、胸闷不适等。

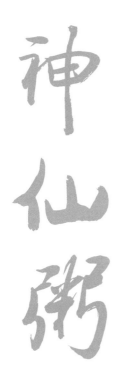

材料

生姜 5 克，连须葱白 7 根，糯米 100 克，米醋约 15 克。

制法

将糯米淘净后与生姜入砂锅内煮一二沸，再放进葱白，待粥将成时，加入米醋，稍煮即可。

功效

疏风散寒，通窍止呕。

主治

风寒感冒引起的头疼、发热、畏寒、周身酸痛、鼻塞流涕、咳嗽喷嚏以及胃痛、恶心、不思饮食等。

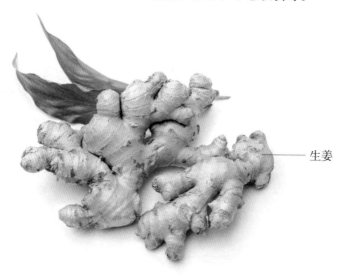

生姜

2. 夏季养生

　　"春夏养阳。春季养阳和夏季养阳有所不同，春季阳气生发，我们需要促进阳气的生长旺盛，所以，春季是'促阳'。夏季阳气旺盛到了顶峰，此时我们需要做的是维护阳气的正常疏泄，既不使其过亢，又要避免其消耗太过，还要防止旺盛的阳气郁闭于内，所以是'护阳'。"

　　　　　　　　　　　　　　　　　　——李济仁

　　夏季气候炎热，阳光强烈，是自然界阳气最旺盛的季节。经过春季阳气的生发、生长，到了夏季，人体的阳气充足旺盛到了巅峰，精力充沛，睡眠减少，喜食冷饮，容易出汗。

　　起居上，夏季昼长夜短，人们要顺应自然界阳盛阴虚的变化，应该稍晚些入睡（11 点之前），早点起床。以前生活条件不好，晚上没有空调，天气炎热，乘凉基本上是靠大蒲扇，再加上蚊子骚扰，晚上入睡不易，而天亮得早，所以容易睡眠不足，这样午休就必不可少了，午睡可以消除疲劳，保持精力充沛。后来有了电扇、空调，但也要注意睡眠时风扇不能直对身体吹风，空调温度不宜太低，以免寒气闭塞毛孔，使阳气郁闭出现发热、汗疹等；甚至也可直接耗损阳气，导致身体疲软乏力。

夏日炎炎，往往令人心烦，特别是在气温高、无风、早晚温差变化不明显时，更易使人心胸憋闷，产生焦躁和厌烦情绪，从而引发病证。夏天阳气旺盛，血压容易升高，如果情绪烦躁，就更容易加重病情。李老是高血压患者，对此深有体会。每当这时，他就闲坐一会、喝喝茶、和别人聊聊天，或者观赏一下书画、自己凝神静气地练书法，这样很快就能转移自己的注意力，使自己平静下来了。李老说："心静自然凉，安宁的心境有助于我们平复外界环境给身体造成的不适感受；如果脾气火暴、心火内生，会引发多种疾病。"

夏季出汗有助于阳气的疏泄，但出汗不宜过多，否则会过度损耗阳气和津液。因此，不宜久居空调室内，使腠理闭塞，阳气内郁。李老在夏季一般都是在早晚气温稍低时外出做适量运动，适当出汗，可以使阳气得以正常疏泄。室外高强度的运动、高温烈日下运动或劳作，会出现汗出过多，而导致伤津耗气情况的发生，是需要避免的。白天外出时最好穿着浅色衣服，减轻阳光的照射损伤。

夏季的饮食尤为重要，因为夏季阳气盛于外，阳盛容易逼迫阴液外泄，会经常造成体内阴液不足的情况，故夏季应该饮食清淡。绿叶蔬菜和瓜类蔬菜水果等含水量高，且有降低血压、保护血管的作用，可以多多食用。适量食用生冷食物、冰品或凉性蔬菜，有利于清解暑热、生津止渴，如丝瓜、西瓜、苦瓜、甜瓜、番茄、生菜等，但不可无限量食用。以前李老胃肠功能不好，容易腹泻、便秘交替，那时即使在夏天最热的天气，他稍微吃点冷饮也会加重症状。因此，李老常告诫脾胃素虚之人，宜慎重选择生冷、寒凉食物。夏季气候炎热，食物宜变质腐败，应注意鉴别食用，尤其从冰箱取出的食物最好在充分复温后再食用。在烹调时可加入葱、蒜、姜等调味品，即可以降低食物中的寒凉性质，也可以起到杀菌作用。夏季很多人胃口不佳，此时多进食一些营养保健粥，以开胃健身是一个不错的选择。

夏季的致病邪气主要是"暑热"和"湿"，两者可单独存在，也可混杂伤人。"暑热"致病最常见的就是"中暑"，常见高热、大汗、烦渴、肌肤灼热等症状。"湿"则为阴邪，易伤阳气，尤其是脾阳，脾阳受损，则人体的消化功能受到影响，可见脘腹胀满、不思饮食、口淡无味、胸闷恶心、大便稀溏等。如果湿邪浸淫肌肤，则可见湿疹等皮肤病。同时高温季节，也是细菌繁殖高峰期，加上湿困脾胃，因此，夏季是肠道传染病的高发季节。

夏季防病的关键在于"防暑""祛湿"以及避免毒气（细菌、病毒）入侵。

"中暑"多发生在高温天气劳作的人群，多于气温较高的下午2～3点钟。早年李老在乡村行医，就救治过多例田间地头劳作后中暑的病人。曾经有一个患者独自在高山劳作，中暑后很长时间家人才发现，等抬下山求治时已经太迟了。至今想来，李老仍摇头叹息不已。

其实，预防中暑并不难，做好以下几点就可以。

✓ 多补充水分，汗出过多时可补充糖盐水以增加能量。

✓ 在劳动时要选择通风的环境，可以帮助人体散发热量。

✓ 避免在中午太阳正烈的时候劳动，随身携带藿香正气水、十滴水、清凉油等内服外用药物，出现轻微烦热症状时立即服用，可以应急。

✓ 当身体疲劳时应注意休息，不可强行支撑。

谈及"祛湿"方法，李老总结有 3 点经验。

✓ 一是运动。慢跑、健走、游泳、太极都可以，适合自己的就行。

✓ 二是饮食。淡渗祛湿食物可健脾祛湿。如扁豆、薏苡仁、红豆、芡实等，少吃大鱼大肉、海鲜等助湿生热之品，酒为湿热之品，也应控制。

✓ 三是环境。居所、工作地点要注意避开湿气较重的环境，潮湿、阴冷的环境容易使人体感染湿气。

李老在出门诊时，经常有患者来求祛湿秘方，他总是笑呵呵地给他们开出自己的 3 个"秘方"。"运动 + 食疗 + 环境，以运动最为重要，因为运动可使阳气升腾，促进身体器官运作，加速湿气排出体外。这是我多年临床对患者观察、验证得来的经验"李老说。

夏季容易发生肠道传染病，预防该类疾病的关键在于防止"病从口入"，其次要注意顾护正气以防"虚邪贼风"。因此，要搞好个人卫生，勤洗手、不喝生水、不吃隔夜食物和不洁食物，养护好脾胃；保证充分休息，增强抗病能力。

夏季空调病的预防

大约从 20 世纪 90 年代开始，李老办公室和家里都用上了空调。外面炎炎夏日，室内凉风习习，很是惬意。"那时夏季整天都不愿意出门"，李老说。但是不久之后，问题出现了，夏季空调病，鼻子、嗓子发干，皮肤瘙痒，早上起来经常四肢无力，整个人轻飘飘的，有时还会流清涕、头痛，问问周围的人，很多人都有类似的症状，"那时我就意识到是吹空调吹出了问题，也就是现在大家熟悉的病名叫作空调病。因为温度过低，阻碍了夏季人体阳气的正常疏泄功能，造成阳郁或阳气损伤，违背了自然规律。"从那时起李老就总结了一些使用空调的养生经验。

预防措施：

✓ 空调温度设置不宜过低，以 26 ~ 27 摄氏度为宜，室内外温差不宜过大，否则进出之间，忽冷忽热，容易感冒。

✓ 空调不宜从早开到晚，要定时打开窗户让空气对流，保持室内空气清洁。

✔ 上班族、长期空调下工作的人，应每隔 1 ~ 2 小时起来活动，促进阳气的舒展，放松肌肉和关节，注意保护脾胃和关节，在空调房内注意保暖，避免空调风口直吹身体。

✔ 空调器滤网是细菌、霉菌、螨虫聚集的地方，需定期清洗消毒。

✔ 室内放置加湿器和净化器，可以改善室内空气的质量，减少空调病的发生。

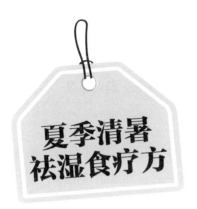

夏季清暑祛湿食疗方

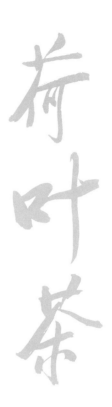

荷叶茶

材料

鲜荷叶、鲜竹叶、鲜扁豆花、鲜藿香各 6 克。

制法

水煎，代茶饮。

功效

清心解暑，清热除烦化湿。

主治

夏季心烦胸闷、恶心欲呕、食欲不佳等。

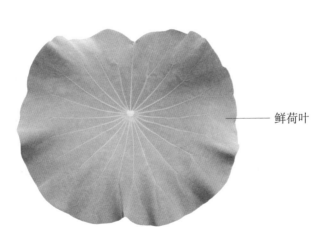

———— 鲜荷叶

扁豆荷叶粥

材料

扁豆 15 克，粳米 100 克，荷叶适量。

制法

将 100 克粳米及 15 克扁豆淘洗净后，加入水煮成粥。待粥熟后，加入适量的糖，搅拌均匀，趁热以荷叶覆盖粥面上，直至粥呈淡绿色，弃荷叶，即可食用。

功效

清热、解暑、化湿。

主治

有发热头重、脘闷泄泻、恶心纳呆等症状的空调病患者。

扁豆

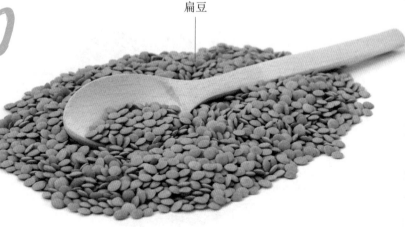

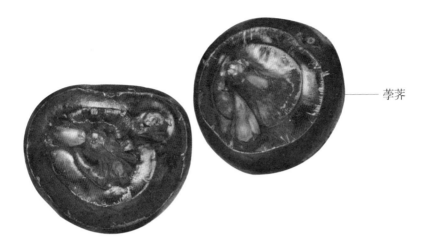

荸荠

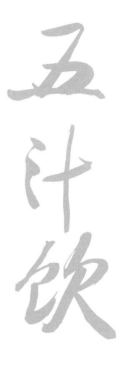

五汁饮

材料

梨 100 克，荸荠 100 克，藕 100 克，麦门冬 500 克，鲜芦根 100 克。

制法

将上述五物分别榨挤成汁。若麦门冬及芦根不易挤汁时，可在绞碎后加等量凉开水，浸润 30 分钟后再挤汁。将五汁混合均匀后即可饮用。

功效

清暑生津。

主治

暑热伤人或高烧后津液过伤而引起的口渴较甚者。

薏米莲子粥

主料

薏米 30 克，莲子肉（去皮心）30 克，冰糖适量，桂花少许。

制法

先煮薏米，继入莲子肉，粥成后加入冰糖及桂花。

功效

健脾止泻，清心安神。

主治

饮食不佳、大便溏泄、妇女带下过多，甚或湿热上蒸而致的心悸、失眠等。

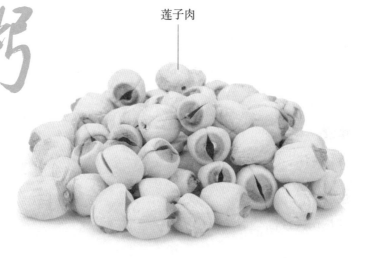

莲子肉

冬病夏治

夏季阳气旺盛，尤其是三伏天，阳气更是达到鼎盛的阶段。利用自然界阳气旺盛的这种特点，对一些虚寒性的疾病进行治疗，可达到事半功倍的效果。这就是祖国医学的"冬病夏治"。

"冬病"指某些好发于冬季，或在冬季加重的病变，主要包括过敏性哮喘、支气管炎、过敏性鼻炎等慢性呼吸道疾病，除此之外，还包括类风湿关节炎、结肠炎、冻疮、慢性腹泻、部分虚寒性妇科病、肾虚引起的腰痛、老年畏寒症以及属于中医脾胃虚寒类的疾病。这类疾病大多具有阳气虚损，遇寒发病、遇热可缓的特点。"夏治"则指在一年中阳气最旺盛的夏季三伏天，对"冬病"进行辨证施治，适当内服和外用一些方药，可改善体质、增强免疫力，达到预防冬季旧病复发，或减轻其症状的目的。

李老对"冬病夏治"的研究颇深，每到三伏天，来找他调养的患者就会骤然增多。他自己也会进行一些强壮穴位的艾灸保健，如关元穴、神阙穴、命门等，以助提升体内阳气，起到防病保健的作用。

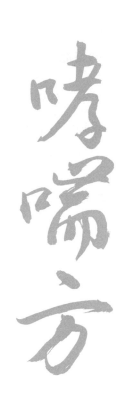

材料

白芥子 10 克，苏子 10 克，延胡索 15 克，甘遂 6 克。

制法

研成细末，每次用 1/3 的药粉，加生姜汁调成膏状，分别摊在 6 块直径 5 厘米的专用敷贴上，贴在背部的肺俞穴、心俞穴、膈俞穴（第 3、5、7 胸椎棘突下两侧旁开 4.5 厘米左右，即胸椎正中线和肩胛骨内侧缘连线的中点）。每伏 1 次，共 3 伏。

功效

化痰定喘。

主治

适用于哮喘、慢性支气管炎等。

注意事项

①皮肤易过敏者慎用。白芥子、生姜汁均可引起正常皮肤起泡，注意贴敷时间，一般 2～4 小时，但不可拘泥于时间，如有皮肤发痒、热辣感，应及时揭去。如不慎起泡严重者可去医院咨询处理；②疾病发作期（如发热、正在咳喘）的病人不宜用；③皮肤破损的地方不可用；④糖尿病患者慎用。

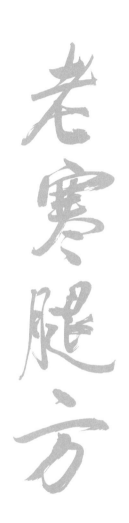

材料

川乌 9 克，吴茱萸 10 克，艾叶 15 克，透骨草 15 克，细辛 6 克。

制法

研成细末，外用。把药末用纸包好后，外用纱布重包，用线缝好，垫在脚心上。从初伏开始使用，每伏换一料药，共 3 伏。

功效

温经通络，温通下肢。

主治

适用于老年人下肢冰凉畏寒。

肩周炎方

材料

桂枝9克，透骨草12克，青风藤12克，豆豉9克，生姜9克，伸筋草15克，片姜黄12克，川芎9克，威灵仙18克，羌活9克。

制法

加水煮成药汁，再用麦麸皮300～400克，放入锅中炒黄，趁热加入药汁和一匙陈醋，拌后装入纱袋内热敷肩关节痛处，之后每天只需将麦麸皮倒出炒热，装袋再敷即可。每袋可用一周。从初伏起，每日1次，每次6～8小时，一直到三伏末。

功效

温通经络，活血止痛。

主治

适用于各种类型的肩周炎，可减轻疼痛，增加活动度。

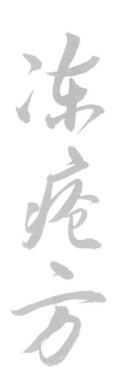

冻疮方

材料

桂枝 25 克，红花、紫苏叶、附子、荆芥各 10 克，生姜 30 克。

制法

加水适量浓煎，取药液熏洗冻疮好发部位，每天 1 剂，连用 10 天为 1 个疗程。

功效

温经通络，活血消肿。

主治

可减轻冻疮发作程度或避免再发。

3. 秋季养生

> "民间有'一夏无病三分虚'之说，即夏天之后，人体即使没有得病也会很虚弱。因此，秋季是一个进补的好时节，而且秋季气温降低，胃口转好，使进补有了基础。秋季的进补是'补阴'，即补充水分、阴液。"——李济仁

秋季，指农历 8、9、10 月，包括立秋、处暑、白露、秋分、寒露、霜降 6 个节气。秋季是万物结果成熟的季节，夏季的高温暑湿已去，气温开始降低，雨量相对减少，气候偏于干燥，自然界的阳气逐渐收敛，阴气渐渐生长。人体也处于一个"阳敛阴长"的阶段。秋季养生的关键在于"养阴润燥"，因此，保养体内的阴气应贯穿于生活各个细节之中。

秋天阳气内收，秋叶凋零，万物逐渐凋谢。"伤春悲秋"，秋季是个容易让人伤感的季节，尤其是一些多愁善感的人最易见景伤情，产生衰落、颓废等伤感情绪。因此，要注意调适自己的心情，保持乐观的情绪，可以登高远眺，饱览奇景，从而使心神放松，或者适当看电影、养花、垂钓等，做一些自己喜欢做的事情，有益于转移情绪，修身养性。"有些人在秋天会伤感于秋风落叶，我却会从秋风落叶中去发现秋天的美，去体悟秋天自然界的奥妙。"同样的景色，不同的心态，这是李老保持年轻的秘诀。

起居上，秋季人们应该早睡觉，早起床。早卧以顺应阳气之收，阴气之长，早起床，使阳气得以舒展，且防收之太过。所谓"秋三月，……天气以急，地气以明，早卧早起，与鸡俱兴。"深秋时节气候寒冷，夜间不宜蒙头睡，要养成勤开窗通风、露头而睡的习惯。"春困秋乏夏打盹"，当秋乏明显时，不妨适当午睡，以缓解人体紧张度。

秋季天高气爽，是进行户外运动的大好时机。可根据个人情况选择适合的项目，如登高、慢跑、快走、骑行、太极、游泳等，李老在秋季最喜欢的运动是登山。他觉得登山不仅可以欣赏秋天的美景，还能使人陶醉于天高云淡的自然环境，使人心胸开阔，长期坚持可提高肺功能。如晨跑、早操、冷热水交替淋浴等能起到耐寒锻炼。气温偏低的环境中，肌肉伸展度降低，因此，锻炼前一定要做好充分的准备活动，以避免运动造成肌肉、韧带及关节的损伤。锻炼时衣服不宜一下子脱得太多，待身体发热后，再脱下多余的衣物。锻炼后还应及时擦干身体，或更换衣物，不要穿着汗湿的衣服在冷风中逗留，防止汗出着凉。运动忌大汗淋漓，以防伤阴。

"秋不忙添衣。"秋季气候渐冷，衣服不必一下增加过多，适度地让机体冻一冻。一方面可以避免因多穿衣服产生的阳气蒸腾致使身热汗出、阴津耗伤的情况，以顺应秋天阳气内敛的养生需要；另一方面，微寒的刺激，可以增加皮肤的血流量，增强机体的耐寒能力，有利于避免感冒等疾病的发生。如今的李老，即使是深秋的早晨，也经常穿着短袖衫，光脚穿着拖鞋在庭院里闲逛，这让有些年轻人也为之惊叹。李老笑着说："秋冻要根据个人体质而定，对于体弱、老年人或小孩则不必过于拘泥，不能都向我学习。"另外，秋季早晚温差较大，气候多变，忽冷忽热，俗语有"二八月，乱穿衣"之说，因此，要根据气温增减衣物，注意保暖，避免汗出受风，夜间睡觉要及时关窗，防止过堂风侵袭致病。

夏季高温，胃口不佳，且夏季阳气疏泄，人体阴液消耗量大。因此，食疗养生蔬菜可选用大白菜、萝卜、莲藕、菠菜、冬瓜、白木耳等，肉类可选兔肉、鸭肉、青鱼等，橘子、百合、香蕉、粳米、梨、蜂蜜等都有很好的滋阴润燥的作用，可以多加食用。刚经历了夏季暑湿及寒凉食物的洗礼，人体的脾胃功能在秋季仍处于虚弱状态，肥甘厚味，大鱼大肉有碍脾胃的消化，不可进食过多；冷饮、西瓜等寒凉之品会损伤脾胃，也应控制食用。李老秋季多采用养阴润燥的粥类进行调养，他经常会嘱咐家人以百合、芡实、莲子、银耳加上粳米，熬上一锅粥，全家不定期地食用。他认为粥类既可以养护脾胃，又可以滋阴，是秋季较好的膳食选择。

燥，为秋季主气，与湿相反，燥以空气中缺乏水分、湿度降低为特点，表现为劲急干燥的气候，如初秋之际，久晴无雨，天气燥热，这种气候也容易引起身体的不适甚至疾病，如口鼻干燥、皮肤干涩、大便干结不通等。同时秋季内应肺，肺喜润恶燥，因此，燥多易伤肺。燥邪伤肺，会出现咳嗽、少痰或痰黏、咽痛、口鼻干燥等症状。秋燥多兼夹寒凉，因此，秋季也是呼吸系统疾病高发的季节，如支气管炎、哮喘等。需做好平时的养生，增强机体抵抗力，同时避免受凉。秋季食量增加，胃肠道负担加重，同时胃肠道对食物的寒热变化敏感，故秋季腹泻比较常见。李老以前独自在外工作时，因为工作忙，下班迟，等去食堂进餐时都是些冷硬食物，吃了一段时间就开始拉肚子，反反复复腹泻，很顽固，后来经过长期的中药调理、按摩才痊愈。因此，进入秋季，饮食应照顾到胃肠道的适应能力，膳食要合理，以清淡为主，少食多餐，定时定量，不吃生冷，少吃辛辣油腻的食品。还要注意腹部保暖。

秋燥的预防

秋天人们会出现鼻燥、唇干、咽痛等秋燥的症状。防秋燥，首先应多补充水分，如芝麻、蜂蜜、莲藕、荸荠、梨、银耳、百合等。酸味收敛补肺，辛味发散泻肺，秋天宜收不宜散。所以，要尽可能少食葱、姜、辣椒等辛味之品，少吃油炸、肥腻食物，以防加重秋燥症状。适当多食一点酸味果蔬，如葡萄、橘子等。其次，由于气候干燥，皮肤易出现皮屑、瘙痒等症状，要防止"痒—抓—痒"的恶性循环。同时，维持室内适当的温度和湿度，避免流汗；减少过度洗澡，避免水温过烫，忌揉搓过重，避免使用刺激性肥皂，沐浴后适当使用保湿润肤剂。最后，要重视精神调养，阴虚的人，肝火易旺，动辄发脾气，肝火偏旺，久则内耗阴津。到了秋季，其燥象更为明显。李老认为，要以平和的心态对待一切事物，以顺应秋季收敛之性，平静地度过这一"多事之秋"。

秋季过敏预防

秋季由于种种环境因素，空气中散布的细菌孢子和花粉等致敏物质便会增多，引起鼻塞、打喷嚏、流涕、喉咙发痒、眼皮肿胀等现象。还有人会出现全身皮肤奇痒、起疹块和鳞屑、脱皮、面部红白不一等过敏症状。

容易秋季过敏的患者要做到以下几点。

✓ 一是戴口罩、面罩等阻断过敏物质侵入，避免食用会导致皮肤过敏的食物。

✓ 二是注意清洁，可用盐水冲洗鼻子来减轻鼻塞鼻痒等症状。

✓ 三是保持充足的睡眠和适当的体育锻炼，以增加机体的抵抗力和适应能力。

✓ 四是可以自我按摩，首先将双手的大鱼际互相搓热，然后放到鼻子的两侧上下摩擦 50 次，每天早晚各 1 次，坚持一段时间，可以预防鼻塞、流鼻涕、打喷嚏等过敏症状。

值得注意的是过敏严重者可危及生命，因此，若症状进一步发展应及时就医。

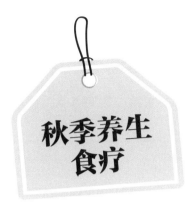

秋季养生食疗

白萝卜

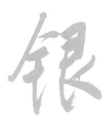
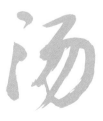

白银汤

材料

白萝卜、银耳、鸭汤适量。

制法

萝卜切丝，银耳分成半，放入清淡的鸭汤中小火清炖，注意时间不要过长。

功效

滋阴清热，润肠通便。

主治

"秋燥"引起的各种临床不适症状。

百合猪肺汤

材料

猪肺 200 克，百合 20 克，川贝 9 克，调料适量。

制法

猪肺切块后，加调料拌匀，10 分钟后再加水、百合、川贝，用小火煨 1 小时。喝汤为主。

功效

养阴润燥止咳，清热安神。

主治

可用于慢性支气管炎、慢性干咳或久咳，或病后心悸。

百合

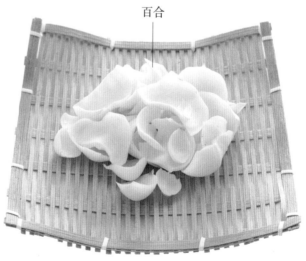

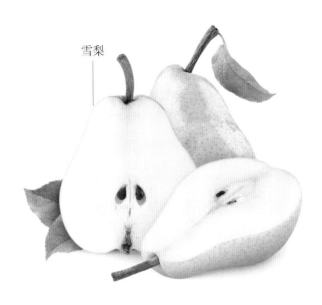

雪梨

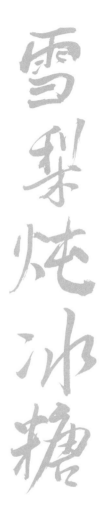

材料

雪梨 2 个，冰糖适量。

制法

雪梨去心切片，与冰糖同放入瓦盅内，加少量开水，炖 30 分钟便可食用。

功效

清心润肺，清热生津。

主治

适合于燥咳痰稠或小儿口干渴、面赤唇红者饮用。秋天气候干燥，儿童可作日常饮品。糖尿病患者忌用。

首乌参豆汤

材料

首乌 10 克，黑豆 50 克，北沙参 30 克。

制法

黑豆浸泡一夜后，先煮 1 个小时，再加入北沙参、首乌，共煮半小时后取汁即可饮用。每日 1 剂，不拘时频饮。

功效

滋补肝肾，益气润肤。

主治

干燥综合征之气阴两虚，口鼻咽喉干燥，气短乏力，眼目干涩，大便干燥。

首乌

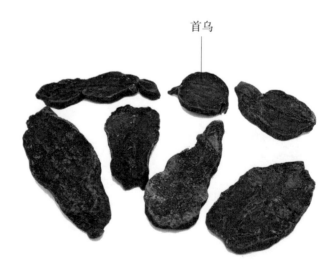

4. 冬季养生

　　"冬天养生的要点在于'养阴'，秋季的'养阴'是补养人体的水分、阴液，冬季则略有不同，需要补养'阴精'，也就是补充能量，以弥补一年的损耗，并为来年做好积蓄。冬季养生还要注意不要频繁扰动人体潜藏的阳气，以避免阳气过多发泄，影响人体阴精的吸收。"
　　——李济仁

　　进入冬季，自然界阳气潜藏，阴气盛极。天气寒冷，草木凋零，蛰虫伏藏，万物休养生息，养精蓄锐，为来春的生机勃发做准备，因此冬季是一个闭藏养精的季节。人体亦是如此，阳气潜藏，阴气盛极，剧烈的降温，人体的各项机能处于低谷期。

　　冬季机体阳气内敛，为了不扰动人体阳气，防止严寒的伤害，人们应当早睡晚起。早睡可以养阴，起床时间以日出时间为最好，可以借助自然界阳气升旺之时，保护机体内敛之阳。李老以前因上班所限，每天起得很早，睡得也偏迟。"现在好了，退休了，一到冬天，我就成了一个赖床的老头了。晚上9点多，泡好热水脚就上床，早上一般都要8点左右再起床，醒早了就在床上练练功，被窝里做做按摩，第2天白天精神头都很足。上班族可能没有这个条件，但是也要注意冬天尽量早睡晚起。"李老说，"冬季的起居，《黄帝内经》中说得很清楚，即'冬三月，此谓闭藏，水冰地坼，无扰乎阳，早卧晚起，必待日光。'我们照着做就行，效果很好。"

冬天天气寒冷，穿着一定要保暖，防止寒气入侵引起疾病。人到中老年，一到冬季，首先就会感觉到背部和双脚冰凉，背部是阳气最旺盛的经脉循行的部位，这个位置受寒，容易损伤阳气，"寒从脚下起"，脚部穿着单薄，寒气可以迅速传遍全身。因此，背、脚的保暖是重点。冬季出门时最好戴帽子、围围巾，添加棉背心，穿的鞋子除了合脚还要保暖。早年李老有严重的颈椎病，受凉或者劳累后就会复发，后来一到冬季就早早地围上围巾，戴上帽子，加上按摩保健，坚持了一段时间就很少再复发了。"有个患者，肩周炎痛了一两年，每天隐隐的痛，很难受，找我诊治的时候，我没开处方，就让她冬天的时候自己用皮毛缝一个坎肩，贴身穿戴在肩上，昼夜不离；另外，还教了她自己拍打局部的保健方法，嘱她要天天坚持，第 2 年开春诊治其他疾病，问及肩周炎的情况，自称没有发作过。"李老回忆道。所以，冬季的保暖不光对于正常人的养生有益，还对有些病证能够起到预防治疗的作用。

冬天不建议晨练，因早晨气温低，太阳出来迟，植物的光合作用弱，空气含氧量偏低，而人体的阳气刚刚升发，不适于剧烈运动。可以选择在傍晚晚餐后 1 小时左右出去运动，散步、太极、慢跑都可以。寒冷的天气肌肉、关节的灵活度差，运动前需做好拉伸等准备活动。运动强度不宜过大，锻炼至身体发热或微微汗出即可，切不可大汗淋漓，因大汗淋漓可能会造成阳气疏泄过度，不利于冬季的养生调护。人与自然之气相通，冬季晒太阳是最好的补益方式，尤其是上班族，因为晒太阳可以强壮阳气、温通经络。晒太阳的诀窍是"负日之暄"，也就是背日光而坐。冬季阳光晴好的时候，李老一般在公园背着阳光，闭上眼睛做十分钟的呼吸吐纳功法，同时做做拉伸，练练五禽戏或者太极拳。"头是诸阳之会，不宜直接对着太阳久晒，以免阳气过旺，身体容易上火，尤其高血压的患者应该避免。晒背不仅可以杀菌，还可以补钙、保护脊柱。"

"冬季进补，春天打虎。"这句谚语说明冬季是进补的好季节，虽然一年四季都可以进补。《饮膳正要》中记载："……冬气寒，宜食柔热性治其寒。"意思是冬季饮食宜温热松软，少食生冷、黏硬的食物。在食材上，以"补肾精"为主，滋阴潜阳、热量较高的膳食是很好的选择。要多吃些偏温热的肉食和豆类，补充维生素和无机盐。羊肉、鹿肉、牛肾、海参等既可填精，又可温阳，是冬季滋补佳品，大豆、核桃、栗子可补肾温阳，木耳、芝麻、红薯、胡萝卜、山药等均是冬季适宜食物。冬季还是体质虚弱的人采用中药膏方进补的好季节。李老认为："人有老弱青壮之不同，体质有虚实寒热之差异，中药膏方需根据个体实际情况进行调方配药，不可概用滋阴温阳、补肾填精之品。"

冬季致病的邪气以"寒邪"为主。寒为阴邪，可伤人阳气。寒邪伤人常使人体气血津液运行迟缓，甚至凝结不通，不通则痛，从而出现各种疼痛的病证。所以，冬季的疾病以脊柱和骨关节疼痛、心脑血管病和慢性支气管炎的复发最为多见。李老患有颈椎病、冠心病、高血压等疾病，对寒冷尤其敏感，他认为"冬季阳气内藏，机体抗病能力下降，同时寒邪侵袭，可以使体内血管收缩，血流减慢，血管壁的压力就会相对增高，严重时会出现血管痉挛，这时候有高血压、冠心病的病人就很容易发生心、脑血管疾病。冬季脊柱关节痛病人增多也与寒冷刺激、血管收缩有关。"因此，每到冬季李老都把自己裹得很严实，外出更是帽子、口罩、围巾一样不落，阴雨天和雾霾天基本不出门。只在阳光好的时候外出进行适量锻炼，晒晒太阳，每天保证有充足的睡眠。而且，从夏季开始就有意识地加强耐寒锻炼，冷水洗脸，冷热水交替淋浴等，以加强血管的伸缩锻炼，提高血管的耐寒能力。同时，测血压的频率也有所增加，以便随时调整降压药物。

冬季痹病的预防

俗话说："小寒大寒，冻成一团。"冬季随着气温降低，中老年朋友会发现颈、肩、腰、膝关节渐渐出现不适，或原有的疼痛感加重了，活动受限明显。由于风寒湿邪导致的关节疼痛类疾病中医统称为痹病，在痹病的预防上，保暖尤为重要。增添衣物的同时，颈、肩、腰、腿等部位也应重点防护，可佩带围巾、护腰、护膝等；改善阴冷潮湿等不良的工作生活环境，如勤晒衣被，可避免外邪入侵。一旦受寒、冒雨等应及时治疗，可服用姜汤、药酒等均有助于预防痹病。此外，要加强病变肢体的功能锻炼，有助于痹病的康复。老年患者更应提防跌扑等，以免受伤或加重病情；视病情适当行热熨、按摩等缓解疼痛。

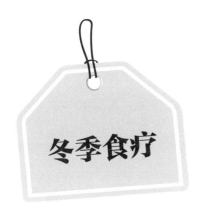

—— 当归

材料

当归 20 克，生姜 20 克，枸杞 15 克，羊肉 500 克，植物油、精盐、黄酒、柑橘皮适量。

制法

羊肉切成块，洗净、滤干。再用植物油、黄酒、生姜焖烧 5 分钟后，盛入砂锅内，加水、当归和其他佐料，煮开，慢炖至羊肉酥烂。食时弃当归，食肉喝汤。

功效

补阳祛寒，温通经脉。

主治

体质偏弱、畏寒肢冷、手足不温之人。

冬季食疗

当归生姜羊肉汤

乌鸡白凤汤

材料

乌鸡 500 克，党参 10 克，黄芪 10 克，白凤尾菇 50 克，料酒、大葱、生姜各适量。

制法

乌鸡宰杀去毛用内脏，洗净。砂锅内加清水加生姜片煮沸，放入乌鸡，加党参、黄芪、料酒、大葱，文火炖煮至酥烂，最后放入白凤尾菇，加食盐调味后煮沸 3 分钟即可起锅食用。

功效

补中益气，健脾和胃。

主治

适用于各种体虚者，妇女尤宜。

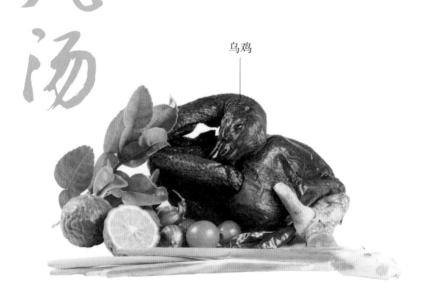

乌鸡

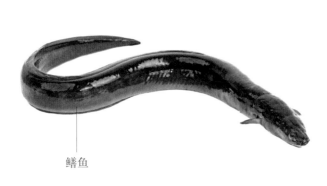

鳝鱼

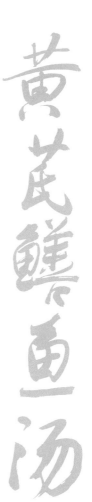

材料

鳝鱼 500 克，黄芪 30 克，生姜 3 片，红枣 5
枚，食盐、味精、胡椒粉各少许。

制法

将黄芪、红枣洗净；鳝鱼剖去肠杂，洗净，
切块；油、盐起锅放入鳝鱼、生姜，炒至鳝
鱼半熟；把黄芪、红枣、鳝鱼一起放入锅
内，加清水适量；武火煮沸后，文火煲 1～2
小时，加食盐、味精、胡椒粉调味。

功效

补气养血，健美养颜。

主治

适用于气血不足所致面色少华、神疲乏力
之人。

二、十二时辰有规律

李老在一天当中起居作息都有一定的规律。他认为，一天分为12个时辰（古代记时法：两个小时为1个时辰），人体有十二条经脉，分别对应于五脏（心、肝、脾、肺、肾）以及六腑（胃、胆、大肠、小肠、膀胱、三焦），每1个时辰各个脏腑的功能强弱、气血盛衰都有所不同，养生就要顺应人体的这种规律，根据1天不同的时辰，来合理调整自己的起居饮食，可以防病保健。

"上班族工作忙，按时辰养生比较困难。不过可以遵守早中晚的生活起居规律，就是早上要吃早餐，中午尽量休息一会，傍晚做做运动，晚上不要吃夜宵，11点前一定要入睡，口里有'金津玉液'时要咽下去。这几点在一天当中都比较重要，最好尽量遵守，坚持下去会有意料不到的保健效果。"——李济仁

1. 子时入睡，护"胆"养阳

"11点前一定要睡觉，而且要很快进入熟睡状态，因为子时阳气还很弱小，需要通过入睡静养才能把它养住，这样它才能顺利强大，第2天才会有精神。"——李济仁

夜间 11 点至凌晨 1 点（子时），此时胆经气血活跃，加速贮存胆汁，以利于第 2 天帮助饮食物的消化。子时也是人体阴气最盛，阳气刚开始生发的时候，"凡十一藏皆取决于胆"，胆经的气血活跃程度也决定了阳气的生发顺利与否。

子时养生的要点是顺利入睡，养护阳气，不吃夜宵，不扰乱胆贮存胆汁的功能。

熬夜的人们都知道，晚上吃完饭后，八九点钟的时候很困，但一过 12 点就清醒了，这是因为 12 点开始人体的阳气开始生发，所以人就会来精神，由于这个原因，有些人喜欢在晚上 11 点以后开始工作，其实这样很容易损耗人体刚刚生发出来的阳气，会影响第 2 天的身体机能。李老每天晚上 10 : 30 左右上床，11 点前基本都能睡着。这个习惯已经有 20 多年了。

还有不少人一到半夜就会觉得特别饿，这是因为体内的阳气升起来了，如果还没有睡觉，身体就会变得活跃起来，需要消耗能量，因此就会感到饥饿。尤其是加班一族，加班结束后都喜欢三三两两相约着去吃油腻的夜宵。虽然夜已深，"宵夜族"却仍在尽情享受美食，觥筹交错……针对"宵夜族"，李老是坚决反对的，他认为宵夜有几大危害。

✓ 第一，半夜是胆贮存胆汁的时候，这时候大吃大喝，需要调动胆汁来帮助消化，会影响胆经气血的运行，不利于胆汁贮存，时间久了会使消化功能受到伤害。

✔ 第二，中医说："胃不和则卧不安。"吃饱喝足后马上回去睡觉，会影响睡眠的质量，使机体得不到深层次的休息。

✔ 第三，宵夜大吃大喝不容易消化，容易引起肥胖、"三高"的一些毛病。

李老强调："如果实在很饿，可以稍微吃一点稀饭或者清淡的饮食，两三分饱即可，千万不可大吃大喝。"

2. 丑时养肝，推陈出新

凌晨 1 点到 3 点（丑时）是肝经活跃的时间，这个时段是肝脏修复的最佳时间，也是人体"解毒"的最佳时间。我们的思维和行动都要靠肝血的支持，废旧的血液需要淘汰，新鲜血液需要产生，这种代谢通常在肝脏气血最旺的丑时完成，而且这个时候人体的阴气下降，阳气上升，所以我们一定要配合肝经的工作，好好地休息，让自己进入深度睡眠的状态，只有这样才能够使肝气畅通，让人体气机生发起来。

虽然睡觉养肝是再简单不过的事，但是对于很多经常应酬的人来说，这个时候可能正在兴头上，当一笔生意就要谈成了，当一个难题解决了，我们的精神正处于极度兴奋的状态，根本不可能睡觉，这就使得肝脏不得不继续输出能量来支持人的思维和行动，导致新陈代谢无法完成，这是非常伤肝的。所以丑时不睡觉的人通常面色黄灰，神情倦怠并且急躁。现在有很多肝气郁结、失眠的人，就是因为在丑时不注意养肝造成的。

因此，无论如何，我们一定要在丑时进入深度睡眠，否则就会影响肝净化血液的功能。

3. 肺主寅时，分配气血

凌晨 3 点到 5 点（寅时），这时候肝经已经"下班"了，轮到肺经当令了。在中医学中，肺经是非常重要的，《黄帝内经》中有"肺朝百脉"，就是说全身各部的血脉都汇聚于肺，然后输布到全身。那么，肺在什么时候开始对全身进行气血分配的呢？当然就是在肺经当令的寅时。这个时候，如没有一个深度的睡眠，就会干扰肺对身体气血的输布。

我们知道，人在深度睡眠的时候，身体的各个器官是比较平衡的，这样一来，气血就会比较均衡地分布全身，维持人体这一天正常的气血运行。而如果在这个时候，人体的某个器官异常活跃，比如大脑比较活跃，那么肺就只好多分配一些气血给大脑来消耗，别的器官相应地就会缺少供给，人体第 2 天就会感到四肢乏力，非常疲惫，这就是由于气血虚弱造成的。长此以往，就有可能造成重大疾患。

有时候李老会莫名其妙地早醒，一看还是凌晨 3 点到 4 点，然后就翻来覆去睡不着。如果持续好多天，"这时候，我就明白是体内的气血不足了，肺经正在为气血不足犯难，正在闹意见呢！"李老笑着说，"那么，怎么办呢？半夜三更的，去医院补？去厨房弄些吃的来补都太麻烦，也不现实。"

怎么办呢？李老自有妙招。这时候，先把上下牙齿轻轻互相叩击 36 下，然后用舌头贴着牙齿在口内顺时针转动 9 次，再逆时针转动 9 次，口中就会出现带甜味的唾液，把唾液分 3 次咽下去，咽的时候想象着这些唾液吞入到小腹部，就是道家所说的下丹田的位置，可以反复多做几次。久而久之，自然就能起到补气血的作用。李老说："这个唾液指是口内清稀的带有甜味的口水，不是我们吐出的浓痰，这个要分清。可千万别小瞧了自己的唾液，一些古代养生书里称这个唾液为'金津玉液'，对它的作用无比推崇，可想而知这个唾液的宝贵程度。所以平时口内有了这种'金津玉液'，不要乱吐，既不文明，又不卫生，更不养生，应该随时咽下去，可以延年益寿。"

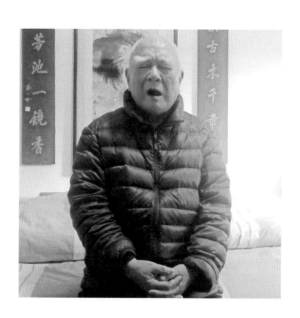

4. 卯时大肠，通便排毒

早晨 5 点到 7 点（卯时），相当一部分人会选择这个时间排便。为什么这个时候是排便的时间呢？因为一般 5 点到 7 点，天就亮了，也就是天门开了，与天门相对应的是地门，即人的肛门也要开，所以就需要排便。另一方面，这个时候，人体的大肠气血最为旺盛，身体经过一夜的代谢，也已将废物（主要为食物残渣）输送到大肠。这时如果不把废物排出体外，就会重新代谢吸收，把食物残渣中的毒素也一并吸收了。所以，从中医经络气血运行的角度来讲，在这个时候起床排便是最好的。当然，已经养成习惯其他时间排便的人不必介意，没有养成定时排便习惯的人最好在这段时间到厕所蹲一会儿，促进便意，长期坚持，有可能会取得意想不到的效果，尤其对于长期便秘的人更是如此。

从阴阳平衡上来看，卯时阴阳之力达到平衡，呈阴消阳长的趋势。阴主静、阳主动，阳气生发，也就是古人所谓"阳出阴则寤"，人就会从睡眠中醒来。但这个时候要注意兴助阳气，譬如起床后在嘴里含一片生姜就是一个很好的方法。因为，生姜性温味辛，可辅助、滋生阳气；且生姜含在嘴中又能生津，早晨起床后吞津有益于养生。此外，清晨起床后喝一杯温开水，有助于清理肠道，有助于排便，还有美容的作用。

5. 辰时胃经，嗷嗷待哺

上午 7 点到 9 点（辰时），胃经当令，这个时候是李老的早餐时间。李老的早餐是很丰盛的，鸡蛋、豆浆、包子、稀饭，还有几个炒菜，"早饭一定要吃好，而且最好是在这个时间段吃。因为经过一夜的休养生息和大肠内糟粕的排出，这个时候，胃中空空，需要食物来填充，以补充消耗的气血津液。且此时胃经功能正旺，消化能力强大，所以早饭要吃好吃饱，况且吃的多也不会发胖。"如果老是不吃早饭，嗷嗷待哺的胃有力没地方使，肯定会闹意见，所以，经常会有人说"饿得胃痛"，时间久了得胃病也就是理所当然的了。

另外，早餐应该吃"热食"。早晨阳气还没有充实壮大，如果贪图凉爽，吃冰冷的食物，喝一些冰凉蔬果汁代替热乎乎的豆浆、稀粥，损伤阳气，使胃肠挛缩，血流不畅，长此以往就会损伤阳气、伤害胃气，出现胃肠道症状。

6. 巳时脾经，运化吸收

上午 9 点到 11 点（巳时），这个时候是脾经当令。脾主运化，指早上吃的食物在这个时候开始运化。如果把胃比做一口锅，吃了食物要消化，那就靠火，把胃里的东西一点点消化掉。那么脾是什么呢？脾的右边是一个"卑"，就像古代的一个烧火的丫头，在旁边加点柴、扇扇风，食物中的能量就会补充到人的身体里。

"思伤脾"，所以这个时间段尤其注意不要思虑过度，会影响脾的运化功能。古代人讲心宽体胖，指人心特别宽的话，就特别放松，浑身长得都是肉，因此，不要思虑过度。脾经当令时，适合理家或读书，如果节假日休息时间，那么到户外去晒晒太阳，则有助于脾气的升发运化功能。

7. 午时静心，神清气爽

中午 11 点到 13 点（午时），这个时候是心经值班。一上午的运化靠的全是阳气，午时则开始阴生。因此，午时是天地气机的转换点，人体也要注重这种天地之气的转换点。对于普通人来说，睡午觉非常重要，因为天地之气在这个时间段转换，我们不应干扰天地之气，而应静心休息，以不变应万变。

明朝太医刘纯说："饭后小憩，以养精神。"午睡对消除疲劳、增进健康非常有益，是一项自我保健措施。李老一般午餐后半小时左右开始午睡，每次 1 小时左右，起来后，适当活动一下，用冷水洗个脸，唤醒一下身体，然后喝一些果汁，一般都是自己榨的新鲜果汁，补充营养。这就是刘纯说的："小憩之后喝果汁，以滋血脉。"

8. 未时小肠，分清泌浊

下午 1 点到 3 点（未时），是小肠当令。脾胃把食物磨碎消化后，运送到小肠，小肠把这些消化过的食物分清泌浊，营养吸收运送到全身，把食物残渣输送到大肠，多余的水分输送到膀胱，转变成二便排出体外。如果小肠出问题了，就会对消化过的食物清浊不分，营养物质留不住，送去大肠排泄，人体就会气血不足，出现消瘦。

从养生的角度来看，此时最好能午睡，为食物在小肠的分清泌浊提供良好的环境保证。即使此时不能午睡，也切不可进行重体力劳动或剧烈运动。有时李老睡足了就会起来练练气功、看看报纸，或者欣赏一下书画作品，也有利于发挥小肠的功能。

9. 申时膀胱，运动排毒

下午 3 点到 5 点（申时），膀胱经当令。膀胱经是人体最大的排毒通道，就好比一个城市形形色色的排污管道，集合各个企业、民宅的污水，最后汇集去污水处理厂。人体必须及时"排污、排毒"；要想祛除体内之毒，膀胱经必须畅通无阻，所以要珍惜申时这个膀胱经当令的时候，让毒素尽可能多地排出去。

怎样才能使膀胱经顺利地排毒呢？明朝太医刘纯说："申时，动而汗出，喊叫为乐。"膀胱经又叫足太阳膀胱经，顾名思义，说明膀胱经此时是人体阳气最旺盛的经脉，膀胱经当令的时候运动，可以使阳气的疏泄顺畅，加速排毒的功能。从现代医学来看，一天中，申时人体的体温处于最高点，肌肉最暖和且最有弹性，而脉搏跳动缓与血压最低；从运动科学的角度而言，也是锻炼的最佳时辰。锻炼能加速气血运行，提高膀胱排毒的效率。

　　李老每天下午一般在 4 点左右会进行自我拍打或者太极拳、五禽戏的锻炼，李老强调："膀胱经主要是靠小便来达到排毒功能的，这个时候需要多喝点水，既可以补充人体丧失的水分，又可以有更多的小便把毒素带出体外。"

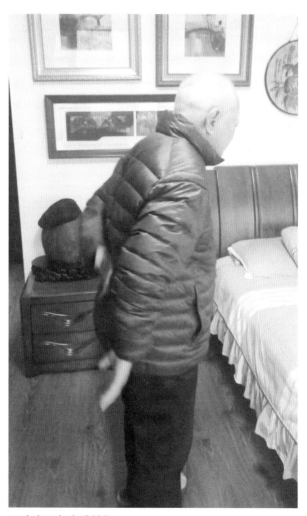

▼ 李老下午自我拍打

10. 酉时护肾，贮藏精华

下午5点到7点（酉时），是肾经当令。肾主藏精，大家到了一定年龄都讲究补肾，要想达到补肾的目的，除了把握在酉时进补的时机外，还要保持肾的经脉通畅，否则吃多少补品都没用。

酉时是李老的晚餐时间，枸杞炒肉丝、枸杞芽（枸杞苗）煎鸡蛋是李老饭桌上的常菜，有时还会炖上一只甲鱼，偶尔会喝上两口枸杞药酒。李老说："要补肾，食补是一个好办法，枸杞、甲鱼等可以补肾，滋阴潜阳；一小口酒可以通经活血，促进食物吸收，酒不可多；对我而言，小半两就够了，喝多少当然也需因人而异。"李老坚持晚餐少量饮酒达数十年，但从不贪杯，可以活血化瘀。李老说少量饮酒有益于健康，是受《伤寒论》中"瓜蒌薤白白酒汤"的启发。

晚餐结束后，李老都会穿上薄底鞋，在凹凸不平的鹅卵石地面上散步。李老介绍："脚板心有个穴位叫涌泉穴，是肾经的起点。经常刺激一下，可以保持肾经的通畅，有利于我们补肾。"对一些肾虚的病人，李老也经常嘱咐他们不要忘了在酉时要吃一次药。同时，李老指出，经常刺激这个穴位，有助于改善睡眠。

11. 戌时心包，放松娱乐

晚上7点到9点（戌时），这个时段是心包经当令。心包是心脏外膜组织，主要是保护心肌正常工作的。心包也是主喜乐的，忙碌了一天，此时也正是人体放松心情，自我娱乐的时候。放松愉悦的活动有助于心包经的气血流畅，帮助心脏祛除外邪，使我们的心脏功能更强大。

李老习惯在这个时候看看新闻，读读书，然后欣赏一下自己最爱的书画作品，兴致来时也写上几个大字，哼上几句不着调的小曲。"不要一直靠在那里看书看电视，时间久了视力会受损害，还会出现腰酸背痛，患上颈椎病、腰椎病等疾病。"患过严重颈椎病的李老有着切肤之痛。

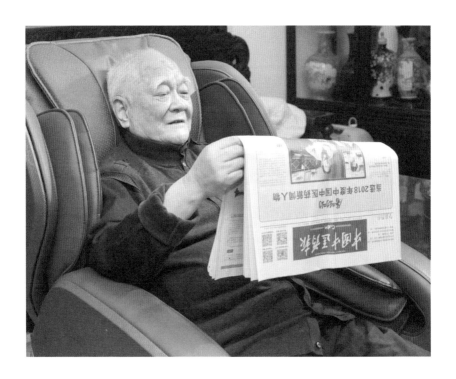

12. 亥时三焦，百病不生

晚上9点到11点（亥时），这段时间是三焦经在我们体内当令。"三焦"可以"通调水道"，是人体元气、津液运行的道路。三焦经畅通，津液顺利布散到全身可以使人体皮肤润泽，反之，则津液布散缓慢甚至停留，可能会造成体内痰湿阻滞，甚至还会发生水肿的病变。

李老护理三焦的做法是热水泡脚，泡脚一般20分钟左右，泡脚时还会搓搓脚心脚背。李老解释："'焦'字意思是用小火烤小鸟，这就是说三焦经的通畅需要人体保持温暖，冷水加热了才会加速流动，人体也是一样，亥时热水泡脚有利于三焦经加强通调水道的功能。有这个习惯的人会发现，热水泡脚时身体有时还会微微地出汗，这说明三焦经的功能活跃起来了，体内的津液运行更流畅了。"

热水泡完脚，喝上一杯温热水，就该是李老上床入睡，进入子时养阳气的时间了。"睡前一杯水，可以降低血黏度，减少脑血栓的发病率。100～200毫升水就差不多了，不要喝多了，喝多了会起夜，影响睡眠。"

第二节

五脏养生法

"十字诀"法安五脏

> "西医的五脏指的是具体的器官，中医的五脏不仅包括具体的脏器，更多的偏重于功能的描述，亦即西医相关系统的功能，这一点要分清。"——李济仁

人体正气，来源于五脏，五脏强健，相互之间功能协调，则血气充实，人体抵抗力强，外邪无从侵入，健康就有保证。李老患有高血脂、高血压、糖尿病，还有冠心病。李老说："我的'三高'虽然是从血液里查出来的结果，表面看不属于脏腑的病变，但是，中医认为它们都和五脏有关，高血压多因阴虚阳亢，与肝、肾有关；高血脂、高血糖在中医属于痰浊性质，和脾胃的运化功能有关；至于冠心病，除了是心脏的毛病，还与肾、肝、脾等多个脏腑都有关。""除了西药降'三高'治标，我们还要治本，通过锻炼强化我们的五脏功能，五脏功能强大了，彼此之间和谐了，才能达到治本的目的。"李老强调。

李老的"十字诀"：养心、调肝、理肺、健脾、补肾。这套养生

方法不仅包括运动，还包括心理、饮食、工作、睡眠等多个方面，可谓对五脏的全方位呵护，有"安和五脏"的作用。这是李老多年揣摩总结出来的一套五脏运动法。坚持训练有助于保持健康的体魄、旺盛的精力。

1. 养心

"生气是最划不来的，解决不了问题，还把自己气得吃不下饭、睡不着觉，影响健康，所以要少生气、不生气。"——李济仁

五脏以"心"为首。"心者，君主之官，神明出焉。"故李老强调五脏养生，首推养心。心主神明，养心要先养神，《黄帝内经》曰："恬淡虚无，真气从之。"意思是内在精神情志安定了，体内的气血就会协调地运行，就不容易发生疾病。生活中的李老谦逊随和，遇事多能保持心平气和，不过喜、不过忧，即使有什么不开心的事，也能很快转移注意力，从来不会留在心里耿耿于怀。在控制不住情绪时，李老最常做的就是先深吸气，然后憋气5秒以上再呼出，如此，反复9次以上，情绪自然就慢慢平复了。"身如菩提树，心似明镜台，时时勤擦拭，勿使染尘埃。"要经常反省自己，保持心神的虚静安宁状态。这是李老养"心"的诀窍。

另外，保持充足的睡眠也是养心的较好保障。李老每天晚上的

睡眠时间达到七八个小时，为保证睡眠的质量，李老每天晚上会搓手心和脚心，顺时针、逆时针，直到搓热了再睡。"心为火，肾属水。正常情况下，肾水要上升滋养心火，以免心火过旺；心火要下降温养肾水，以免肾水过寒，达到水火交融、阴阳平衡的状态，这叫水火既济。如果肾水不足，心火就会旺盛，除了会引起失眠，还会导致别的症状。手心上的劳宫穴，是心包经的穴位，脚心上的涌泉穴，是肾经的穴位，同时搓热，可以起到水火既济、改善睡眠的作用。"李老解释道。中午的时候李老还要睡上一个多小时，这是因为，午时是心经活动最活跃的时辰，也是阴阳相交合的时候，这时休息能保护心气。

在药物补养方面，李老常用西洋参、黄精等泡水喝，以益心气、养心阴。如李济仁养生茶中就含有西洋参，这个茶李老喝了几十年，详见李济仁养生茶。食物选择方面，可以多选用一些红色的食物，如红豆、红薯、枸杞子、红辣椒、红枣、番茄、山楂、覆盆子、草莓等。

2. 调肝

肝主疏泄。小怒可以疏泄肝脏的抑郁之气，顺从肝脏的自然条达之性，从而保护了肝脏。但大怒却能伤肝，甚至导致严重后果。《黄帝内经》中记载："大怒则形气绝，而血菀（yu，通'郁'）于上，使人薄厥……"意思是大怒可以使人血郁于上，甚至使人发生昏厥，如大家熟悉的《三国演义》中的诸葛亮大骂王朗、三气周公瑾，都是诸葛亮利用对手的性格缺陷或者说情绪驾驭能力低下的典型案例。日常生活中，肝阴不足的人会很容易发怒，而高血压的人多是肝肾阴虚的，所以很多高血压的人脾气都很急躁，李老是高血压患者，对此深有体会，所以平时对情绪控制得也较好，"要做情绪的主人，不要做情绪的奴隶，尤其是有高血压的人，更要注意避免动则大怒，否则易引发心脑血管疾病。"李老如是说。

肝藏血，人卧则血归于肝。睡眠质量好，血能充分地在肝脏停留，能使肝得到更多的营养，可使肝脏的功能得到强化。所以李老总是反复强调，晚上一定要按时上床休息。经常熬夜或者睡眠质量差的人面色晦暗、容易发怒，说明肝的功能受到了损伤。失眠的人，除了睡前搓手心脚心，还可以搓一下脚背，从脚背最高点往大脚趾和二脚趾结合部方向推，反复推热，或者点按至酸胀感，这是肝经的部位，可以清肝养肝，帮助睡眠。

此外，肝主筋，"肝者，罢（疲）极之本。"过度疲劳会伤筋伤肝，故养肝还应尽量做到既不疲劳工作，也不疲劳运动。李老说这点说起来容易做起来较难，作为医生，治病救人是天职。因为作为"张一帖"第十四代传人，总有四里八乡或者省内外的患者慕名而来。"人家大老远的来看病，你总不能不看完就下班吧！"李老经常如是说。过去，李老出诊，翻山越岭需要步行几十里路也是常有的事，说不累那是假话。只是每当患者露出满意的笑容，所有的疲劳都会一扫而光了。"如果条件允许，还是不过度疲劳为佳。"李老认为。

饮食宜清淡，可以多选用一些青色的食物，如西兰花、绿豆、菠菜（最养肝的菜）、黄瓜、丝瓜、芹菜、韭菜、青辣椒、茼蒿、莴笋、荠菜（有清火降压作用）、油菜、四季豆、豆角、空心菜、木耳菜、绿苋菜、萝卜菜、青菜、苦瓜（最去心火）

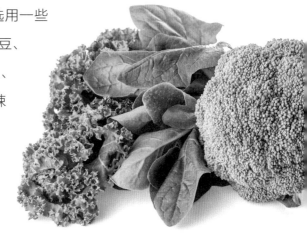

等。尽量少吃或不吃辛辣、刺激性食物以防损伤肝血。李老有时饭前会饮两口小酒，他认为，"少量饮酒非但不伤肝，而且还能活血化瘀、温通四肢，促进血液循环。"但是不能酗酒，过量饮酒会伤肝，日久会发生不可逆的肝病，后果十分严重。

3. 理肺

肺主气司呼吸。肺有主持、调节全身之气的作用，为体内外气体交换的场所，通过肺的吐故纳新，从而保证了人体新陈代谢的正常运行。故养肺首先要保证呼吸道的通畅。

李老的做法是，早晨起床后打开窗户，天气好有条件的话，有时也去户外空气新鲜的地方，先舒展一下身体，做几分钟的准备活动。然后平心静气，做慢而均匀的深呼吸，一呼一吸，吸气时要想象空气吸进了下腹部，呼气时尽量要呼尽，呼吸的速度、频率越慢越好。有时也练习一下闭气法，即先吸气，想象吸到了下腹部，然后闭住，闭住以后停止，尽量停止到不能忍受的时候再呼出，如此反复 18 次。"肺主吸气，肾主纳气，所以要想象把气吸到下腹部，不但可以使吸气尽量饱满，还可以肺肾兼顾，协调二者之间的功能。"常做这种深呼吸或闭气法可以起到养肺、增强肺功能的作用。李老得冠心病 40 年了，现在上几层楼也不是很吃力，大气不喘，他认为离不开平时的这套理肺的呼吸锻炼方法。

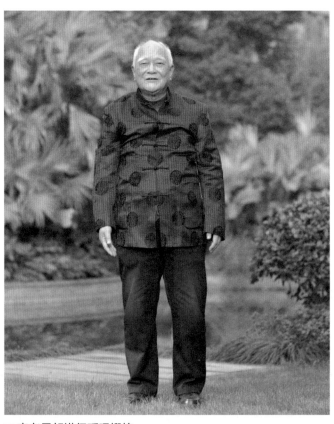

▼ 李老晨起进行呼吸锻炼

在情志上，中医认为悲（忧）属肺，过度的或持久的悲伤会损伤肺。如《红楼梦》里的林黛玉就是典型的例子，花落了她都会忧伤落泪，她的英年早逝不仅因为她本身患的疾病（肺痨），还与她的情绪密切相关。所以，李老认为保持良好的心态，情绪稳定，远离忧愁，即为养肺。

在食物选择方面，可以多选用一些白色的食物，如白豆、梨、白萝卜、银耳、百合、茭白、莲藕、米面、豆腐、花菜、竹笋、淮山药、凉薯等，有助于养肺。

4. 健脾

"健脾与养胃是一体的，健脾养胃最关键的是饮食习惯。"——李济仁

中医认为，脾胃为气血生化之源，为人体后天之本。人体健康离不开食物的补充，把食物中的精华提炼出来营养人体，这就是脾胃的功能在起作用。中医的脾胃相当于现代医学所说的整个消化系统。

每次进餐时，李老都显得非常"斯文"。细嚼慢咽，一家人中经常是最后一个吃完的，"细嚼慢咽，可以减轻胃肠道的负担，更好地消化、吸收食物中的营养物质。"每餐吃七八分饱也是李老的饮食

习惯，让胃留有余地，"过犹不及"，吃得太撑反而会影响脾胃的消化。饭后散散步，做做"摩腹功"（详见后述），可以助"脾气"活动，增强运化功能。

"思虑过度会伤脾。"李老深有体会。以前为了写一本书，整天琢磨，日夜构思，满脑子都是书的内容框架，吃饭饭不香，睡觉睡不沉，一个多月下来，老是腹胀、嗳气，精神也差。"思则伤脾，我知道思虑过度伤了脾胃消化功能了，赶紧调整习惯，工作之余，每天抽出一部分时间来做做别的事，或者运动，或者听听音乐等，使自己放松一下，一张一弛，一段时间下来，腹胀、嗳气的现象也就消失了。"李老说。"当初有位著名的戏剧演员就是因为编剧本，思虑过多，伤了脾胃，造成体内气血匮乏，引起失眠。""当工作繁忙，用脑过度时，不妨经常停下来休息一会，听听音乐，散散步，做点自己喜欢的事，不仅可以保护自己的消化系统，还可以让自己的工作效率更高。"

饭后之余，有时李老会吃几个山楂，或者含几片山楂片，"山楂是助消化的好东西"。食物选择方面，可以多选用一些黄色的食物，可以健脾。如黄豆，牛蒡（善清胃火，可以加红白萝卜一起炖骨头汤喝），脚板薯（善治口腔溃疡的食物），薏米，韭黄，南瓜（适量食用能降低血糖），苹果，蛋黄，粟米，玉米等。

5. 补肾

肾藏精，主纳气，主骨生髓，为先天之本。李老说肾主纳气的意思就是呼吸平稳，既没有呼吸急促，也没有呼吸费力的情况。而主骨生髓就是指全身骨的生长、修复与肾的关系密切，年纪大了易骨折，现代医学认为，骨折是骨密度下降惹的祸，而中医认为其与肾精不足有关系。

补肾的关键就是补肾精。首先要做到的是不要过度地耗精，要节欲。日常李老有几个习惯性的小动作。

✓ 一是经常叩齿搅舌吞"金津玉液"，用意念把"金津玉液"吞入到下腹部丹田的位置（详见十二时辰养生法中的寅时养生），可以起到补肾精、养气血的作用。

✓ 二是排小便时脚趾用力抓地，同时牙齿紧闭，舌头轻抵上腭部，可以保护肾气，防止肾气随小便而泄。闲坐时李老还会把手心搓热后，两手交叉，手心贴在下腹部丹田的位置，有助于温养肾元。

饮食上，可以多选用一些黑色的食物，如黑米、黑豆、黑芝麻、黑木耳、黑玉米、紫菜、海带等补肾。

五脏六腑互相协调，六腑养生也不可忽视。"六腑以通为用。"故六腑养生关键在于保持通畅，李老提出平时多运动、多吃粗纤维的食物以刺激肠蠕动，养成定时排便的习惯，以保持六腑的通畅。

第三节

情志养生法

一、七情调和心安祥

"遇上开心的事就笑，有令人生气的事就会发怒，这都是正常的七情表达，是人体对外界事物的正常反应，说明我们的脏腑气血活动是顺畅的。如果想怒而强忍，有高兴的事硬是装做无所谓，老是憋在心里，这就是'郁而不发'了，还有一种就是稍不如意，就暴跳如雷，没完没了，或者像范进中举那样，喜乐过度，这又是另外一个极端了。'郁而不发''发而过度'，都会影响着人体脏腑气血的正常运行，对人体造成伤害，日久会导致疾病的发生。"——李济仁

现代人物质生活条件越来越好，相应地个人的工作、家庭、生活的压力也越来越大，因此，如何调节自己的情绪，保持安宁祥和的精神状态，对我们的身体健康尤其重要。中医把人体的情志活动分为喜、怒、忧、思、悲、恐、惊，又称"七情"。"安宁祥和是最理想的情绪状态。但是我们不是生活在真空中，我们要工作，要和不同的人接触，还有各种各样的事情要处理，始终保持安宁祥和、

其乐融融的精神状态是不太现实的，这就需要我们在日常生活中学会自我调控，逐渐养成良好的习惯，提高自身的修养，如此才能保持我们的精神安宁，身心健康。"

无论在日常生活中，还是在繁忙的工作中，李老总是一副温和谦逊、和蔼可亲的形象。他的体会是"养生首先就要调节自己的情绪，心境的平和、精神的安宁是自己健康的保证"。对于如何调节自己的情绪，李老有着自己的体会。

一要保持平常心。

平常心就是要减少自己的欲望，少一些功利心。《黄帝内经》中记载："志闲而少欲，心安而不惧。"欲望少的人心境多较平和，所谓"谋事在人，成事在天"，只要自己努力了就行，至于结果不要看得太重，有些事情结果并不是自己所能控制的。2009 年首届国医大师评选时，李老本不欲参选，架不住身边人的劝说，在提交了资料之后就把这事置之脑后了。生活该怎样还是怎样，旅游、出诊、看书、赏画，一样不落，对于评比结果丝毫没放在心上。在得知入选结果之后，也是呵呵一笑。"我都 70 多岁了，该做的以前都已经做了，能入选固然是对我以前工作的肯定，得不到也不损失什么。"以前为了新安医学而勤耕不辍，后来多部著作都相继获奖。"我写作的初衷只是为了继承和发扬新安医学，不是为了去拿奖，拿奖只是附带的。"李老诙谐地说。

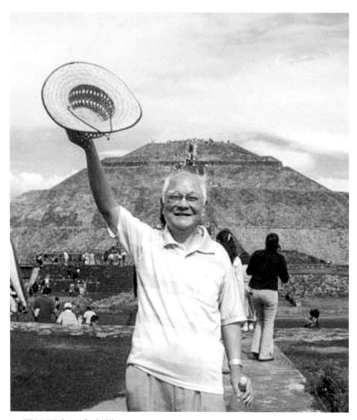

▼ 墨西哥太阳金字塔

二要随遇而安，外在的环境可以变动不休，但是内心一定要保持充实，精神一定要富足。

李老 40 岁之前基本都是过着四处奔波的生活：年幼时为了志向，外出奔波，拜师学艺；行医时由乡下到县城，新婚不久即远赴省城；后又调到芜湖，孤身一人在外 20 余年，和家人聚少离多；物质生活上也极其简单，但李老丝毫不以为苦，经常酱油开水泡饭也吃得津津有味。"我的兴趣是读书、看病、教学、科研，其他的身外之物一直也没怎么太在意。"内心的充实，精神的富有才能拥有如此随遇而安的豁达胸怀，"不以物喜，不以己悲。"大抵如此。

三是与人争执时多站在对方立场想想。

日常生活处事中，偶尔会与他人有所争执，小矛盾在所难免，李老回忆道："有时为了工作上的事和别人发生争执，当时可能争执得很厉害，甚至会吵得脸红脖子粗，但是事后站在对方的角度考虑，发现对方的想法其实也有合理的地方，如此一想也就释然了，第二天见面大家还是好同事。""很多事情其实都有双面性，发生争执只是各自的立场不同，看问题的角度有所不同罢了，这时就需要换位思考，需要互相体谅、互相理解了。"

四要想办法摆脱不良情绪的影响。

人生在世，很难一帆风顺，总会有不顺心、不如意的事发生。李老曾经历过两段情绪悲观的阶段，一是"文革"期间，那时一人孤身在外，政治上被定性，没课上也没班上，无所事事，还要惦记着家里，前途未卜，整天心里忐忑不安，吃饭睡觉都不安稳，多亏夫人张舜华给予了及时的开导和鼓励，李老开始振奋精神，每天看看书、写写字、喝喝茶，欣赏一下字画，成了一个"逍遥派"，倒也乐得清闲自在。第2次是40多岁时，查出了高血脂，正当事业巅峰期，却患上了这个病，家中还有五个未成年的子女，心中郁闷之情可想而知，那段时间的李老整天愁眉苦脸，无精打采。好在李老是研究《黄帝内经》的大家，而《黄帝内经》中的许多养生思想李老都滚瓜烂熟，痛定思痛之下，李老开始进行中医的传统养生，从药物调养到药膳，再到食疗，从气功、太极到自编按摩拍打功，日复一日，年复一年，沉浸其中，李老精神状况日渐好转，身体状况也没预想中的那么糟糕，不良情绪早就不见了踪影。"顺境时不要太过得意，逆境时也不要太悲观，顺逆存乎一心，需要自己去调整。"

五是遇上情绪不可控制的时候，最好尽快离开影响情绪的环境。

快速离开现场，找个安静的地方呆一会，做做深呼吸，使自己冷静下来，或者对着空旷的地方吼上几嗓子，把心中的不满情绪发泄出来，比当面发生冲突产生的不良影响要小的多。

保持平常心和内心世界的充实，提高自控能力，学会换位思考，适当地宣泄，是李老调整自己的情绪、保持身心健康的几大法宝。

二、五音各异应五脏

"放松心情，让自己融进音乐的旋律，随旋律一起起伏，这样才能让音乐触及到自己的内心，对自己的身心健康起到促进作用。"—李济仁

闲暇时光，李老有时会听着音乐、打着节拍，偶尔也会哼上几

句别人听不懂的腔调，身边的人笑他哼的调子别人听不懂，他丝毫也不以为意，"音乐的作用可大了，别小看它，古代嵇康在《琴赞》中就指出音乐能'祛病纳正，宣和养气'，欧阳修当年曾因忧伤政事，形体消瘦，屡进药物无效。后来孙道滋以音乐治愈了他的'幽忧之疾'，所以欧阳修曾感叹：'用药不如用乐矣'。"

中国古代音乐只分五音，即宫、商、角、徵、羽，且五音分别与五脏相对应，可以和五脏功能共鸣，也可以影响五脏功能的发挥。"宫音悠扬谐和，助脾健旺，旺盛食欲；商音铿锵肃劲，善制躁怒，使人安宁；角音条畅平和，善消忧郁，助人入眠；徵音抑扬咏越，通调血脉，抖擞精神；羽音柔和透彻，发人遐思，启迪心灵。"所以听声音、欣赏音乐可以用来调节五脏功能，甚至可以治疗疾病。李老介绍："现在有个'中医五行养生乐'，就是根据五脏与五音关系的理论创编、制作的，它可以影响人体的气机运化，平衡阴阳，调理气血，维护人体健康。"

李老欣赏音乐很少去关注歌词，他欣赏的重点在于音乐的旋律变化。年轻时，李老听得最多的是革命歌曲，听着那些革命歌曲，让人热血沸腾，精神抖擞，浑身充满了干劲。即使到了后来，李老偶有情绪低沉时，也会经常听听以前的革命歌曲，或者哼哼当年的曲调，回想一番曾经的热血青春，使自己很快又充满了活力。

有时在为病人看病时，李老也针对性地指导患者听一些合适的音乐，李老解释说："中医有个名词叫作'同气相求'，意思是同一类型的事物可以互相吸引，比如有些多愁善感的人就喜欢看林黛玉，因为他们是同一类人。有些年轻人精力旺盛，就喜欢一些摇滚乐、流行音乐，这样的情况，作为正常人是可以的。但如果是病人，那就要纠正这种'同气相求'的情况了，本来就有抑郁症，还要天天看林黛玉，最后不自杀也会加重病情；本来就阳亢的人，还要天天去酒吧狂欢，身体肯定会出大问题。所以，这时候就得改变，抑郁的人要去听欢快的音乐，阳亢的人要去听悠扬婉转的音乐，这样就能使阴阳重归平衡。一开始让他们改变可能比较难，但是一定要坚持下去，日久习惯了，效果就体现出来了。"

年岁渐长时，李老慢慢对中国的戏曲产生了兴趣，黄梅戏通俗易懂、唱腔流畅，越剧中才子佳人、柔美典雅，京剧的西皮二簧，旋律多变，都是李老喜欢的剧种。"其实中国的戏曲是和中国的传统医学相通的，都是在中国传统文化的基础上衍生而来的，它们内含的神韵是相同的，一个旋律变化，一个动作眼神，当你放松身心，沉浸在这种韵味当中，你会发现自身的气血、精神会和它们融为一体，随之起伏，其中的妙处只有身处其境才能体会。"李老说，"当情绪低落时，欣赏一些节奏欢快的旋律，当志得意满时，多听听悠扬柔和的曲调，有助于平衡阴阳，调节情绪，这对自己的心身健康是大有好处的。"

三、书画之中有真性

"书法是一项脑体并用、动静相宜的心身运动。书者不仅要心静，还得身体中正、精神放松、意力并用、内运其气、外用其骨、一张一弛，运笔时或站或坐，腕、肘、肩及腰、腿、足协调一致，能得到全方位锻炼。"
——李济仁

书画是李老的最爱。年幼进私塾时写的就是毛笔字，后来学医抄书、开方很长一段时间都是用毛笔字书写，写得多了，自然也就喜欢上了书法。"最早写毛笔字的时候，看着挺简单的一个字，可是等自己落笔时，却发现横写得波浪起伏，竖也写得歪歪扭扭，别提有多难看。后来发现写字时除了基本功外，还和自己的心情等有关。"李老回忆道，"性情浮躁的人和心境安和的人，写的字完全是不同的风格，很容易就能看出来。"

明白了这一点之后，李老每次写字前，都要先静坐一会，排除心中的杂念，使自己心静气和，做到全神贯注，注意力高度集中，"不思声色，不思得失，不思荣辱，心无烦恼。"然后再落笔挥毫，随意挥洒。

有了自己写字的体会，李老欣赏名家的书法也就有了自己的心得。"启功的字雍容华贵，平整修美，富有学者气息。林散之的字则雄伟飘逸，大气磅薄，具有很强的艺术感染力。"李老说，"欣赏书法也要像自己书写一样，先放松自己，然后慢慢全身心融入进去，跟着名家的起笔、落笔、线路、笔势，体会他们的书法精髓，融入那种或端庄、或清幽、或奔逸的境界，身心自然会流露欢喜之情，久而久之，对心境的锻炼益处多多。"

欣赏中国山水画也让李老心旷神怡。"有时候没时间出去旅游，看看山水画，体会一下书画家挥毫泼墨的心态，沉浸在山水画的自然风光里，既可以放松一下身心，又可以体会到旅游的那种乐趣。"李老笑着说。一次到李老家，他指着一幅画说："就拿这幅画来说，里面有个关于北宋文学家欧阳修的故事：欧阳修晚年时，有一位好友送他一幅牡丹图，画上有盛开的牡丹、飞舞的蝴蝶和一只猫。欧阳修反复揣摩了很久，也没有弄懂画面蕴藏的含义。于是他带上画向当时的宰相吴育请教，才弄明白此画原来是一幅祝寿图。"李老继续解释道："这幅画上面的这只猫，因猫与耄谐音，代表'耄耋之年'之意，暗示着我虚度九十岁；牡丹又称木芍药、洛阳花等，被称为'冠绝群芳''万华一品''国色天香'，真乃'花中之王'，身份无比尊贵！刘禹锡的那句'唯有牡丹真国色，花开时节动京城'，把牡丹在中国人心目中的地位，推崇到了极致！所以整幅图的寓意就是'大富大贵、康宁长寿'的意思，即大家对美好生活的追求及向往。"这么一幅画居然蕴藏着这么多的学问，使我由衷佩服李老知识的渊博。"再来看看这幅画配的对联。"李老不无自豪地说，"上联是'太和保元气'，'太和'一词是中国北宋哲学家张载用来形容气的氤氲未分的状态，即阴阳二气矛盾的统一体，实际上就是中医所说的阴阳平衡状态。太，通'大'，至高至极；和，指对立面的均衡、和谐和统一；'太和'指天地、日月、阴阳会合、冲和之气；'元气'原意为形成世界的原始物质，将'金、木、水、火、土'这五行称为'元气'，世界上万事、万物都是由五行构成。在这里，'元气'为天地、日月、阴阳会合之气，是生长万物的根本。'太和保元气'就是阴阳平衡状态即能保护、保持、保证元气的正常运行；下联是'景行在高山'，语出三国·魏·曹丕《与钟大理书》：'虽德非君子，义无诗人，高山景行，私所仰慕。'高山：比喻道德

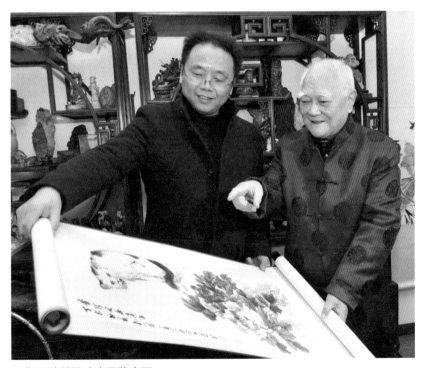

▼ 指导徒弟储成志品鉴字画

崇高；景行：大路，比喻行为正大光明。以高山和大路比喻人的道德之美，有高德之人犹山高、路阔一样受仰慕；指值得效仿的崇高德行。"整幅画的意思就是保持阴阳平衡就能健康长寿，说明养生有道、值得推广；做事光明磊落就能受人敬仰，说明德高望重、值得尊重。

四、花草悦心能防病

"养花的过程，既有期待的喜悦，又有通过自己辛勤劳动而获得报酬的欢乐。既调剂了生活，又活动了身体，让四肢腰膝、肌肉筋骨都得到了恰当的锻炼。对促进健康、延年益寿是大有裨益。"——李济仁

不论是芜湖的住宅，还是歙县乡下的老屋，李老都规划了一个小小的庭院，平时除了坐在庭院里喝茶、休闲，更多的时间则是养花赏花。"养花乃雅事，悦心又增寿。""看花解闷，听曲消愁。""养花种草，不急不恼；有动有静，不生杂病。"说起养花赏花，李老一套一套的。

节假日或者上下班的间隙，是李老养花种花的时候。栽培、浇水、松土、锄草、施肥、修剪、换盆，诸多环节李老都是亲力亲为，亲手栽培的花木，差不多每天都要关照，从花蕾孕育到绽蕾而

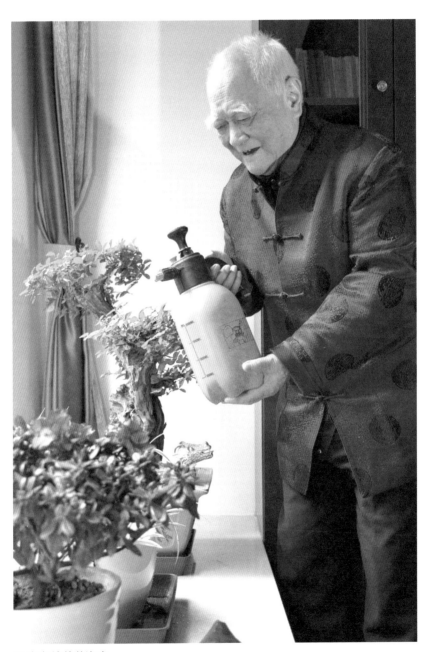

▶ 李老给花草浇水

出，再到花朵盛开，看着绽开的朵朵花蕾，闻着沁人心肺的花香，成就感和自豪感油然而生。赏花更是一种闲情逸致的活动，使人赏心悦目，爽神清志，陶性增趣。欣赏花之丰姿、神韵，既能洗涤心肺，又能疏解内心的烦恼忧愁，从而保持身体健康。漫步于花丛之中，观花态，千娇百媚；望花色，五彩缤纷；嗅花味，芳香扑鼻，使人顿感心旷神怡，一切疲劳和烦恼皆置之脑后，对养生延年颇有意义。冰清玉洁的梅花，洁白素雅的水仙花，独傲秋霜的菊花，色香俱佳的玫瑰花，倾国倾城的牡丹花，浓妆艳抹的大丽花，娇媚迷人的海棠花……

出于职业习惯，李老赏花不仅欣赏花的美艳娇丽，他对花与人体健康的关系更感兴趣。李老认为："花的颜色和品种对人体情绪具有不同的调节作用，红、橙、黄的'暖色'花卉，使人兴奋，心情愉快，乐于活动，从而促进新陈代谢。蓝、绿、白的'冷色'花卉，对精神有抑制作用，使人觉得安闲、静谧、文雅。紫罗兰、玫瑰的香味使人精神爽朗愉快；桂花的香味沁人心脾，使人疲劳顿消；郁金香既可解除眼睛疲劳，还可以消除烦躁；蔷薇、百合的香味具有减轻精神紧张、解除身心疲劳的功效等。高血压的病人可以多闻闻菊花、金银花的香味，神经性心动过速则可以经常闻闻熏衣草的花香……每种花都有它的作用，人们可以利用花的颜色和作用来调节自己的情绪，预防疾病，促进自己的健康。""你知道我为什么每个房间都养了银杏作为盆景吗？"突如其来的提问吓了我一跳，我使劲想了想还是不知道。不过，李老也没有为难我，继续解

释道："银杏全身都是宝，其果实和树叶对人体有很多作用，如控制
'三高'、防癌抗癌、改善睡眠、净化空气等。银杏还具有一定的观
赏价值，因其枝条平直，树冠呈较规整的圆锥形，经过精心修剪过
的银杏盆景具有吸睛的美感，且银杏叶在秋季会变成金黄色，在秋
季低角度阳光的照射下比较美观，极具观赏价值。"

五、茗茶能药能养心

　　"喝茶最好能根据自己的体质有所选择，绿茶适合少
壮火多之人，红茶则适合脾胃虚寒的人。如果脾胃偏寒的
人实在不愿割舍绿茶，那应该本着喝热茶的习惯，使茶中
寒凉之性借热气而升散。"——李济仁

　　李老的家乡在安徽黄山，那里是多种茶的产地，如黄山毛峰、
太平猴魁、祁门红茶等，无不享誉全球。李老自幼就有爱喝茶的习
惯，"粗茶淡饭不喝酒，一定活到九十九。"李老笑着介绍，"茶在
早期的时候是当作治病的中药来用的，传说神农尝百草，中毒之后
就是用茶来解毒，那时是直接嚼了吃，后来发展成加进各种佐料煮
汤喝，新疆、内蒙古等少数民族长期吃肉，就把奶和茶一起煮着
喝，这样可以清肠胃、消油腻，我们现在喝的茶水除了当饮料解
渴，还是修身养心的佳品。"

茶的作用很多，中医认为，茶能"清利头目，生津止渴，安神除烦，消食化积，清热解毒，利尿醒酒，消暑止痢，下气通便，明目坚齿，益气力，去肥腻……"现代科学研究也证实，茶叶具有治疗糖尿病、降血压、抗血栓及降血脂、抗动脉硬化、抑菌、抗氧化、提高免疫力、抗肿瘤等药理作用。

一般情况下，李老夏季喝绿茶，冬季喝红茶。他认为，茶性苦而寒，能清火，但是制作工艺不同，茶性也有所改变。一般来说，绿茶偏凉，红茶偏温，所以天气炎热时喝绿茶可以降火祛暑，气候寒冷时饮红茶则可以健脾暖胃。"酒是忘忧君，茶是涤烦子。"相较于茶的功效，李老更喜欢的是喝茶时的那种感觉。年幼时好茶要拿来换钱，只能喝粗茶。后来条件好了，慢慢地也喝上了各种各样的好茶。早上起床，泡上一杯，看着碧绿的茶叶在热水中慢慢舒展，或沉或浮，茶香随着袅袅雾气渐渐弥散，闭上眼睛，深吸一口气，香气入鼻，头脑豁然开朗，这种感觉李老称之为"醒脑开窍"；及至入口，无论粗茶还是细茶，李老都能喝出神韵，粗茶味浓而久，细茶味淡而雅，由初入口的苦涩，稍一入喉，即转为满口甘甜，继而清香入脑，令人神清气爽、心旷神怡。李老认为："茶的清和淡雅之性和人性中的静、清、虚、淡的品质相似，我们在浅斟细酌之时，茶的淡然隽永之至味，恰与中国人崇尚先苦后甜、温和谦逊、宁静淡泊、悟守本分的思想相吻合。"所以喝茶不仅可以防病保健，还可以修身养性。

李老爱茶，但是饮茶时也有讲究，以下是李老的饮茶八忌，可供饮茶爱好者参考。

✓ 一忌饮隔夜茶。因隔夜茶时间过长，维生素已丧失，而且茶里的蛋白质、糖类等会成为细菌、真菌繁殖的养料。

✓ 二忌用茶水服药。茶叶中含有大量鞣质，可分解成鞣酸，与许多药物结合而产生沉淀，阻碍吸收，影响药效。所以，"茶叶水解药。"

✓ 三忌睡前饮茶。"早酒晚茶五更色"为养生"三忌"。茶有兴奋作用，临睡前喝浓茶，会使大脑兴奋，难以入睡，即使勉强入睡，也是乱梦颠倒，睡不安稳。

✓ 四忌饮浓茶。浓茶刺激性过于强烈，会使人体新陈代谢功能失调，甚至引起头痛、恶心、失眠、烦躁等不良症状。

✓ 五忌饮烫茶。太烫的茶水对咽喉、食道和胃的刺激较强，如果长期饮用太烫的茶水，可能引起这些器官的病变。一般饮茶温度不宜超过60℃，而以25～50℃为最适宜。

✓ 六忌饭前饮茶。饭前饮茶会冲淡唾液，使饮食无味，还会暂时使消化器官吸收蛋白质的功能下降。

✓ 七忌饭后立即饮浓茶。饭后饮茶有助于消食去腻，但茶多酚可与铁质、蛋白质等发生凝固作用而影响营养吸收，一般宜半小时后饮用。

✓八忌茶叶冲泡时间太长。冲泡时间过长，茶叶中的茶多酚、类脂、芳香物质等会自动氧化，不仅茶汤色暗、味差，失去品尝价值，而且会受到周围环境的污染，茶汤中的细菌数量较多，很不卫生。

附：我有药茶气血和

20世纪80年代初，李老40多岁，在工作最繁忙的时候，却查出了严重的高血压，最高的时候高压200mmHg多，低压也有120mmHg，虽然吃了西药控制，但是工作中仍然感觉很疲劳，经常头昏沉沉的，有时候就像要突然晕过去一样，脑子里面发转。"每天上午要看六七十个患者，那种无精打采的情况严重影响了自己的工作效率"，李老有点着急，于是在服用降压药物的同时，开始琢磨自己的保养方法。"因为我是个中医，我又爱喝茶，所以我就想着自己调制一种药茶来解决自己的问题。"

结合自身的情况，李老认为，自己辨证属于气血不足。"中医认为人体健康有一个重要的标准，那就是气血充盈而调和。这个气就是使机体正常运转的能量，血就是包括血液在内的、产生能量的各种营养储备。血充足了，四肢百骸、五脏六腑才能得到濡养，气充足了，这种濡养才能得以顺利完成，'血为气之母，气为血之帅。'血是气的载体，气能推动血的运行，气血充足，良性互动，人就会健康，精力旺盛，气色也好。"李老分析，"我的头晕在现代医学认为是由高血压引起的，但是在我看来，我的情况属于气血亏虚，首先血虚引起了我的疲乏和困倦，当血虚无以载气时，就会出现虚火、气虚的表现。我的情况以气虚为主，气虚不能推动血来濡养脑髓，就会出现头晕、眼花、乏力，气血不足，精力自然就大不如以前了。"

那么怎样才能使气血充足、保持调和呢？李老在 2010 年 7 月中央电视台第四频道公开了自己的药茶秘方，总共 4 味药。

西洋参、黄芪、枸杞子、黄精。

药虽四味，但可收到气血双补、滋阴补肾的作用；同时，药汤甘甜滋润、口感适宜，每天泡水当茶喝，保健、口感兼而顾之。

黄芪：性温味甘，归肺经、脾经；功能补气固表，利尿消肿，托毒排脓，敛疮生肌；可用于气虚乏力，食少便溏，中气下陷，久泻脱肛，便血崩漏，表虚自汗，气虚水肿，痈疽难溃，久溃不敛，血虚萎黄，内热消渴。

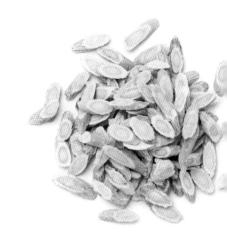

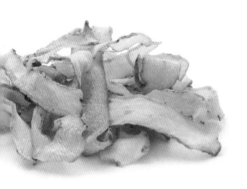

黄精：性平味甘，归脾、肺、肾经；功能养阴润肺，补脾益气，滋肾填精；主治阴虚劳嗽，肺燥咳嗽，脾虚乏力，食少口干，消渴，肾亏腰膝酸软，阳痿遗精，耳鸣目暗，须发早白，体虚羸瘦，风癞癣疾。

枸杞子：性平味甘，归肝、肾、肺经；功能养肝、滋肾、润肺；主治肝肾亏虚，头晕目眩，腰膝酸软，阳痿遗精，虚劳咳嗽，消渴引饮。

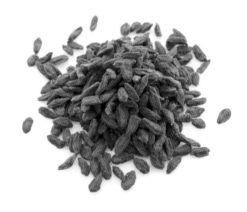

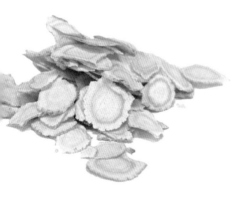

西洋参：性凉味甘微苦，归心、肺、肾经；能补气养阴，清热生津；用于气虚阴亏，内热，咳喘痰血，虚热烦倦，消渴，口燥咽干。

综观全方，能益气养血，健脾益肾。黄芪及西洋参均能益气，黄精及枸杞均能滋养阴血。气是构成人体和维持人体生命活动最基本的物质，易被消耗，如不能及时补充可形成气虚，进一步可引起血虚、阳虚、阴虚等，而黄芪、西洋参为治疗各种虚证的要药。由于中医素有"气有余便是火"之说，黄芪性偏温，而西洋参性偏凉（人参性温不宜长期服用），二者相合，长期服用无此虞。但又因西洋参价格较昂贵而经常被临床医家用党参所代替，当然疗效亦随之下降。血是富有营养的运行于脉中的红色液体，亦是构成人体和维持人体生命活动的基本物质，也易被消耗，如不能及时补充可形成血虚，进一步可引起气虚、阴虚等，而黄精及枸杞均能滋阴养血，又均性平，可长期饮用。四味药皆甘味，仅西洋参味微苦，口感较好，适宜于长期饮用。气血又可互生，气能生血，血能生气。可消除气血亏引起的诸如神疲乏力、倦怠懒言、自汗、易感、面色无华、眩晕、心悸、失眠、多梦、唇甲色淡等症状。

上四味药能健脾益肾，而"肾为先天之本""脾为后天之本"，先天促后天，后天养先天。先后天之"脾肾"均正常，机体才能保持健康，才有活力！"肾藏精，主命门。"肾的主要生理功能是藏精，主生殖与生长发育，主水，主纳气，生髓、主骨，开窍于耳，其华在发。如果肾精亏损，则小儿发育迟缓，筋骨痿软，智力发育不全等；成年人则有早老早衰，头昏耳鸣，听力减退，腰酸腿软，头晕，失眠，思维迟钝，牙齿松动，容易脱落，五更泻或久泻，或阳痿早泄，滑精，男子精少不育等；女子则有生殖器官发育不全，月经初潮来迟，月经不调，经闭，不孕等。

脾的主要生理功能是主运化，主升清，主统血，并与四肢、肌肉密切相关。脾主运化的生理功能包括运化水谷精微和运化水液两个方面。运化水谷精微，即是指对食物的消化和吸收，并传输其精微物质的作用。中医认为，食物经脾、胃消化吸收后，有赖于脾的运化功能，才能将水谷转化为精微物质，并依赖于脾的传输和散精功能，才能将水谷精微布散于全身，从而使五脏六腑、四肢百骸等各个组织、器官得到充足的营养，以维持正常的生理功能。脾运化水谷精微的功能旺盛，则饮食水谷方能化为精微，生成精、气、血、津液，以充养人体，进行正常的生理活动。反之，若脾失健运，则出现食欲不振、腹胀、便溏、消化不良，以致倦怠、消瘦等气血生化不足的病变。

李老服用药茶时，一般是黄芪 10～15 克，西洋参 3～5 克，西洋参量可以少一点，枸杞子 6～10 克，量多一点少一点没问题，黄精 10 克。先把药放进保温杯中，开水冲下去以后，用盖子盖起来，闷一下，5～10 分钟左右就可以开始喝了。李老是一副药从早喝到晚，水没有了就加一点，基本上 1 天 1 杯，最后把黄精、枸杞子、西洋参都吃下去。大概喝了半个月到 1 个月左右，李老就明显感到起效果了，头晕、精神均好转，即使有了更繁忙的工作，基本也能应付了。

　　李老如今 90 岁，皮肤依然白里透红，还能定期出诊，四处旅游，保持着充沛的精力。这和他喝了近 40 年药茶有很大的关系。"我的这个药茶，主要作用是调和气血、气血双补，可以说花钱不多，大多数人能够承受得起，如果能长期坚持服用，就能达到'气血和则百病消'的效果。"但李老也强调，"本方是补益之品，适用于气阴不足、脾肾亏虚为主或兼有其他三脏虚损而引起的神疲乏力、倦怠懒言、自汗、易感冒、口干、纳少、面黄肌瘦、心悸失眠、腰膝酸软等，或身体无明显不适仅为延年益寿的中老年人。正患感冒之人和经常手足不温、易腹泻或者平素痰湿较重的人不建议服用。因此，药茶虽好，却并不是人人都适宜的，最好能先咨询一下养生专家，确认适合自己后再服用。"

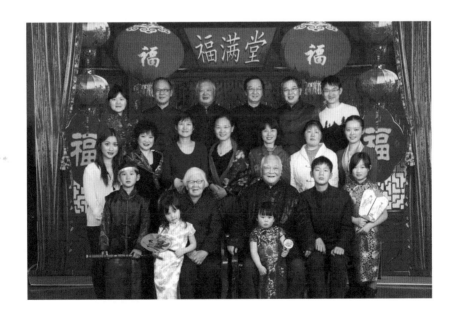

第四节

运动养生法

"动则养阳，静则养阴。"故适当的运动能够保养、维护、增强阳气，是不可或缺的养生方法。运动养生是《黄帝内经》养生思想的重要组成部分，《黄帝内经》认为，整个物质世界包括人类在内都始终处于不断的运动变化之中，这种运动变化规律为"升降出入"，世界中所有的事物，无一不在"升降出入"运动中生化；包括动物界的"生长壮老已"和植物界的"生长化收藏"都存在着"升降出入"运动，"升降出入"运动为生命存在的基本方式。

因此，《黄帝内经》主张生命在于运动，适度的劳动或形体锻炼，可使人体气机通畅、气血调和，脏腑功能活动旺盛而体质健壮，有利于人体的身心健康，保持良好的体质状态。《黄帝内经》中运动养生方法包括散步、导引、按跷、吐纳、冥想等。

一、健步当行体安康

李老喜欢步行。年轻时求学、出诊，基本都是步行，翻山越岭，四处奔波，练就了一副好脚力。后来工作调动去了城市，勤于工作，疏于运动，及至疾病缠身，才又恢复了步行运动的习惯。无论早晚，上班还是外出，时间充足的情况下，李老都是能不坐车就不坐车，尽量步行。坚持了 40 多年的步行健身，他体会到步行是最简单的、最经济的、最有效的、最适合人们防治疾病、健身养生的好方法，绝大多数人都可以进行。"散步运动量和缓适宜，可以活跃血液循环，促进新陈代谢，调节脏腑功能，有助于增强体质，提高抗病力。"药王孙思邈在《千金翼方·退居》中记载："四时气候和畅之日，量其时节寒温，出门行三里、二里，及三百、二百步为佳。"

多年的步行健身，李老发现不同的时间段进行散步有不一样的效果。早起步行，活动四肢百骸，可醒脑爽神；黄昏晚饭后散步，可驱走疲劳，令人心旷神怡，白天的劳累消除殆尽；月夜散步可有助安眠，皓月当空、繁星闪烁之夜散步，既有利于胃肠消化，又愉悦心情，帮助夜间安睡。

"步行健身被称之为'健身运动之冠'，全世界都在推广。每年的 9 月 29 日是'世界散步日'，世界卫生组织还把步行定为'世界最佳运动之一'，并呼吁男女老少什么时候开始健走都不晚。西班牙学者的研究表明，每天至少散步 2 英里（约合 3.2 公里）能降低慢性阻塞性肺疾病的严重发作风险；英国的研究人员研究发现散步有助于缓解抑郁；新西兰的研究人员发现 2 型糖尿病人在饭后散步有助于降低血糖。"李老介绍。《黄帝内经》就建议我们春季要"夜卧早起，广步于庭，被（通'披'）发缓形。"意思是清晨早起到户外环境清新之地，进行舒缓的散步，可以达到养护人之生气的目的。

李老步行的方式随心所欲，有时中规中矩慢慢散步，有时东扭西摇，有时又走走停停，虽说是怎么舒服怎么走，但是每种走路方法李老又有自己独到的说法，他总结了自己经常进行的几种散步方法。

一是普通散步法。

以慢速或中速行走，大概每秒钟走 1 步，根据身体的具体情况，每次行走半小时到 1 小时，路上的行人多是这种走法。

二是揉腹散步法。

边散步边柔和地按摩腹部，按摩要顺时针和逆时针交替进行，此方法可促进胃肠蠕动，有防治消化不良和慢性胃肠疾病的作用，这是李老患腹泻时候常用的散步法，也适用于胃肠功能不好或者经常便秘的人。

三是散漫散步法。

走停结合，快慢交替，走路时忽快忽慢，视自己体力变换节奏，稍累即慢步休息。此法可增强体质，适合于病后康复的人群。

四是甩臂散步法。

行走时两臂用力前后摆动，可以结合拍打自己的胸背部位，可增进肩部和胸廓的活动，增强心肺功能。适用于有肩周炎或者经常胸闷短气者，或者边走边扭扭脖子、转转腰，对颈、腰椎都有好处。

"这几种方法只是大概区分，具体步行时可以几种方法结合在一起进行，也可以单独一种方法进行，没有具体规定，可以随自己的身体状况和心意来进行。"李老说。

中国有句老话："饭后百步走，活到九十九。"但是李老强调："进餐后只适合缓步慢走，或者稍微休息一会儿再散步，不应做运动量大的快步走。"因为进餐后胃部充满食物，而消化食物需要大量的血液供应，所以大脑和身体其他部位的血液量相应减少，饭后立即进行运动量大的快步走，有时会出现头晕乏力的感觉，对心血管病、糖尿病或有消化道疾病人群尤其不利。因此，进餐后运动量大的快步走应列为禁忌。"步行后全身毛孔舒张，所以天冷风大的时候要注意防止受凉感冒。"

二、呼吸吐纳分清浊

"步行为外练法，气功则为内养法，一动一静，一内一外，动静结合，方能相得益彰，祛病延年。"——李济仁

除了健步行走锻炼，李老还有一套呼吸吐纳的气功养生法，一般在晨起或夜间睡眠之前锻炼，工作间隙有时也会锻炼一下，时间可长可短，可以快速消除疲劳，恢复精力。

中医认为，自然界的清气是人体之中"气"的重要组成部分，需要依靠肺的呼吸功能和肾的纳气功能才能吸入体内，供人体吸收利用。古今养生家特别重视"气"对人体的作用，认为"气聚则生，气散则亡。"天地万物无不需气以生之。东晋·葛洪在《抱朴子》中说："服药虽为长生之本，若能兼行气者，其益甚速。若不能得药，但行气而尽其理者，亦得数百岁。"

李老认为，人体是一个小天地，人体内的气与宇宙中的天地之气相同，如何把宇宙中的天地之气更有效地吸入体内，来更好地维持机体的生命活动，这就需要掌握一定的呼吸吐纳方法。吸纳清气，呼吐浊气，一张一合，顺应自然界的气机变化来调整自身的气机运动，气行则血行，体内气血流畅，自然可以达到延年益寿的目的。

具体呼吸吐纳方法是：晨起或睡前，在空气清新之处，山林、公园、湖边、田野皆可，如在室内可以打开窗户，注意不要对着风口。练习前可稍微舒展一下颈腰四肢，放松一下全身肌肉，然后开始下面的步骤。

预备动作

或盘腿而坐，或坐在椅子上，也可以站立位，右掌心贴左掌背，左手在内，右手在外，交叉叠放在小腹部。先用力吐出体内浊气，吐气时伴随从头到脚依次放松，放松时想象全身肌肉像压成一团的棉花那样缓缓地松开，反复3遍。

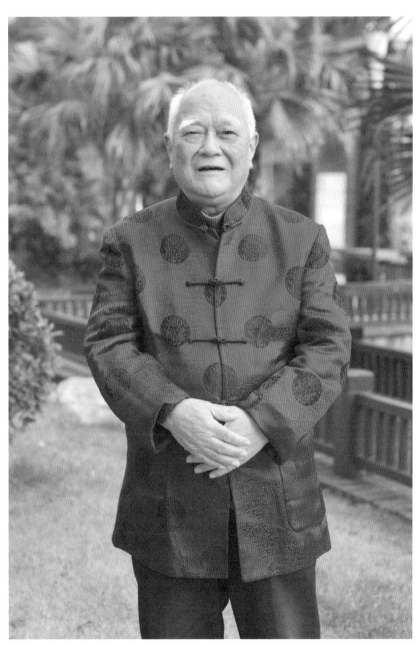

▼ 预备动作

呼吸吐纳

双眼帘自然下垂、微闭，抿口合齿，舌尖轻触上腭，注意力集中于体内。开始鼻吸鼻呼，一呼一吸，呼必呼尽，吸必吸满，吸时小腹鼓起，呼时小腹收回。吸气时想象自然界精华之气被直接吸入小腹部丹田位置，呼气时想象体内浊气自小腹部排出体外。呼吸皆令出入于丹田，让自己的全部注意力都在一呼一吸上，微闭的眼神注视着呼吸，两耳内敛听着自己的一呼一吸，心神系于呼吸，谓之心息相依。如此反复，沉浸在自己的一呼一吸之中。锻炼时间可长可短，有空就可以反复练习。

"吐纳者，呼吸也。意即是吐出浊气，纳入人体所需之清气，以蓄养人体之真气，达到修身养性、延年益寿之目的。吐纳主要是通过调整呼吸运动，调呼吸、调运动、调精神，使脏腑发生协调运动，从而对脏腑进行疏导养护作用。"李老介绍。

在多年的呼吸吐纳锻炼中，结合自己的锻炼体会，李老摸索出几个需要注意的事项，提出来供大家参考。

✓ 一是呼吸时全身一定要放松，肌肉不可绷紧，否则影响身体气血的流行，影响锻炼效果。

✓ 二是呼吸吐纳要求"呼要呼尽，吸要吸满。"但也需要量力而行，不可过于追求极限，否则会出现胸闷气短的不适反应，一切以顺其自然、身体舒适为原则。

　　✓ 三是呼吸时尽量保持吸长呼短的原则，即吸气进入丹田，略存一存，然后再收腹呼气。

　　✓ 四是想象清气入丹田，浊气出丹田，想象的景象不必过于追求清晰，有模糊的意思即可，否则精神容易疲劳，达不到放松身心的目的。

三、"五禽戏"功通任督

　　"五禽对应五脏，五禽戏的健身效果表现在动作的导引上，重点是脊柱的全方位运动，即通过脊柱的屈伸、旋转、伸缩，带动肢体、躯干进行活动，从而对人体的五脏六腑、四肢百骸起到保健效应。"——李济仁

　　"五禽戏"又叫"华佗五禽戏"，是东汉的华佗所创造。华佗是东汉杰出的医学家，精通临床各科，也是古代养生学的理论家与实践家，《后汉书》《三国志》都为他作了传记。华佗医术神奇，在中国就是"神医"的代名词。在行医之余，华佗根据"流水不腐，户枢不蠹"的思想，结合古代呼吸吐纳、导引等动作，创造了一套养生功法，就是"五禽戏"，这套功法已经流传了几千年，对人们祛病健身有着强大的作用。

　　"五禽戏"是模仿五种动物：虎、鹿、熊、猿、鸟的动作而编成

的动功锻炼方法。"五禽戏"动作简单，只有五式，锻炼时间也不长，李老多在工作间隙或者看书写作之余进行锻炼，"可以五式动作一起练习，也可以一式动作反复练习，时间长短不拘，几分钟到几十分钟都可以，可以根据自己的实际情况进行，能醒神醒脑，舒展肢体，通经活络，锻炼五脏六腑。"

"五禽戏虽然动作不多，简单易学，但是要学精并不容易，学精首先要了解各个动作所包含的含义，其次要各个动作尽量做得准确，如此才能起到更好的健身作用。"李老接着介绍起"五禽戏"的锻炼要点以及各个动作的要点和作用。

"首先，调身、调息、调心，简称'三调'，是'五禽戏'功法锻炼中的基本要素。调身可以使全身的肌肉骨骼放松，气血流畅，进而使情绪得到改善。调心就是使精神情绪平稳，有助于动作的顺利演练，调息则通过呼吸的调整，一方面配合动作的演练，另一方面又可以起到按摩内脏、促进气血运行、增强脏腑功能的作用。""锻炼时时刻要有'三调'的相互配合，然后才是各个动作的要领和作用。"李老强调。

一是"虎戏"。

"五禽戏"的"虎戏"应肝。能疏肝理气，舒筋活络；锻炼时要模仿虎的威猛气势。

虎戏中的"虎扑"，要求屈膝下蹲，收腹含胸、伸膝、送髋、后仰，使脊柱形成由折叠到展开的蠕动，尤其是因腰前伸，增加了脊柱各关节的柔韧性和伸展度，这样牵动任督两脉，能起到调理阴阳、疏通经络、活跃气血的作用。

"虎举"动作中，上举时要充分拔长身体，下落时含胸收腹如下拉双环，同时配合呼吸，上举时吸入清气，下落时呼出浊气，可以增强呼吸功能。多种步法变换又可以增强关节的灵活性。在动作时配合"嗨"的发音，能开张肺气，强肾固腰，对防治老年性支气管炎、骨关节病、颈椎病、腰背痛、神经衰弱都有很好的作用。

二是"鹿戏"。

"鹿戏"应肾。可强肾健腰，益气补肾。锻炼时要模仿鹿的轻盈悠闲的姿态。"鹿戏"要重点运尾闾（经穴名，长强穴别称，位于尾骨尖与肛门中点），尾闾是督脉的起点，运好尾闾可以起到通任督二脉的作用。

"鹿戏"中的"鹿抵"动作重点在腰部，经常练习可以增强腰部的力量和韧性，起到强腰固肾的作用，"鹿奔"通过肩关节旋转带动脊柱的运动，使肩背部形成横弓，腰背部形成竖弓，同时尾闾前收，有助于加强任督二脉的气机流通。对防治腰背痛、腰肌劳损、阳痿、月经不调等都有很好的效果。

三是"熊戏"。

"熊戏"主脾胃。脾胃功能不好的人可以多加练习。练习时要模仿熊稳健、厚实的特点。"熊戏"分"熊运"和"熊晃"两个动作。

"熊运"中划弧时，要注意腰腹部和双手的协调一致，同时手上提时吸气，向下时呼气，可调理脾胃，促进消化功能，同时对腰背部也有锻炼作用。

"熊晃"中的踏步不要刻意用脚下压，应该用身体自然下压，尽量用全脚掌着地，同时膝、踝关节放松，让震动传导到髋关节，可以起到锻炼中焦脾胃和肩、髋关节的作用。

四是"猿戏"。

"猿戏"主心。能养心补脑，开窍益智。锻炼时要模仿猿猴东张西望、攀树摘果的神态。

"猿提"时以膻中穴为中心，含胸收腹，缩脖提肛，两臂内夹，形成上下左右的向内合力，重心上提时要保持身体平衡，意念中百会上领，身体随之向上，可以起到按摩上焦内脏，提高心肺功能的作用。

"猿摘"主要是模仿猿猴摘桃的细节，要注意上下肢动作的协调性，久练可以提高机体的反应力和平衡功能，延缓衰老。

五是"鸟戏"。

"鸟戏"应肺。可补肺开胸，调畅气机，增强平衡功能。锻炼时犹如湖中仙鹤，昂首挺立，伸筋拔骨。

"鸟伸"时身体后移，左膝伸直，全脚掌着地，右腿屈膝，低头、弓背、收腹，在具体动作中，向前落步时气充丹田，身体重心后坐时气运命门，加强了人的先天与后天之气的交流，并且整条脊柱后弯，内夹尾闾，后凸命门，打开大椎，意在疏通任督脉之经气。

"鸟飞"时使手臂、肩膀形成一个波浪蠕动，有利于气血的运行。

"功法的起势，收势以及每一戏结束后，不要忽视那个短暂的静功站桩，这个站桩可以帮助我们进入相对平稳的状态和'五禽'的意境，有助于调整气息、宁心安神，起到'外静内动'的功效。"

李老总结说："中医认为，人体五脏是相辅相成的，所以五禽戏中任一戏的动作演练既可以锻炼其所对应的脏腑，又能兼治各脏的疾病，所以能达到祛病延年，强身健体的效果。"

四、太极拳法内外兼

太极拳动作和缓，外动内静，动静结合，内外兼练，也是李老喜爱的一项养生锻炼方法。"太极拳锻炼时身形步法，配合呼吸意念，久练纯熟，可使体内气血流畅，阴阳协调，对身体大有益处。"

由于以前上班忙，事情多，所以李老是在退休后才接触、学习的太极拳。或早或晚，天气好的时候就在庭院里，天气不好的时候就在室内，李老经常会练上一两遍，"太极拳有很多种，简化太极拳相对动作少、简单，我学的时候年龄偏大，所以就以简化太极拳为主。"

李老的简化太极拳练习了十多年，虽然他自谦说自己还没有入门，但是这么多年的练习，他还是有了一些自己的体会。

一是锻炼时一定要全神贯注。

每一个动作，精神都要高度集中。让自己的心神、眼神随着自己的出腿、出手，同步缓缓运行，做到身、眼、心三者协调一致，练熟悉了还可以配合呼吸，这样才能使体内的气血协调运行，内外都起到锻炼作用。

二是要全身放松。

身体僵硬不但动作容易变形，还容易使自己的韧带关节受到损伤。可以在锻炼时经常用深呼吸或者意念放松自己紧张的肌肉。

三是动作要标准。

初学最好要有经验的老师指导。尽量慢一点，把动作学好，掌握好每个动作要领，打好基础，熟练以后整套动作也要均匀，不要忽快忽慢，容易造成体内气血紊乱。拳架高低要结合自己的身体状况调整，身体弱的可以高一点，体质好的可以低一点，但是练拳在起势时就要确定高低，之后的动作不要忽高忽低，起伏太大。

四是锻炼不要太过度。

太极拳看着慢腾腾的，其实练习起来还是需要一定的强度的，尤其是重心从一条腿慢慢转移到另一条腿上时，初练的人经常会感到两腿酸胀，虽然这是正常的生理现象，通过多练习就可以消除，但也说明太极拳是要消耗很多体力的。因此，每次练拳的次数、时间需要根据自己的体质承受能力决定，不可太累。健康体质好的，可以连续多练习几遍，体质弱的可以单练一组或者几组动作，也可以专练一两个式子，如云手、搂膝拗步等，拳架也可偏高。总之不可贪多求快，急于求成，以防起到反作用。

五是注意防止运动损伤。

太极拳损伤最常见的是膝盖疼痛。预防膝盖损伤要注意三点，首先锻炼前关节要拉伸开，准备活动要做充分；其次练拳时拳架高低要量力而行，不宜过低；最后，出腿时膝盖的方向要和脚尖的方向一致，不要偏斜，这是防止膝盖损伤的关键。

最后就是要持之以恒了。

和做任何事情一样，不坚持就很难取得持久的效果。太极拳动静结合，内外兼修，是一项非常好的锻炼方式，尤其适合中老年人。平时无论什么时间都可以练习，日久自然就会体验到它带来的好处，切不可"三天打鱼，两天晒网。"

五、怡情益智养生游

"旅游最重要的作用就是可以开阔自己的视野，使自己的心胸更宽广。世界这么大，你会发现到处都有着与你不同的人、事、物，见得多了，走的地方多了，格局自然就大了，回到自己的世界，自然就不会斤斤计较于一些小事情了，这对自己的身心锻炼是极有好处的。"——李济仁

李老特别喜欢旅游，工作繁忙的空档、节假日、闲暇时光，李老都会抓住机会出去旅游，退休的那几年更是游玩不辍。"每次旅游回来我的'三高'指标都会下降，说明旅游对我的身体大有好处。"李老总结道。

每到节假日或者忙碌的工作之余，李老一般都会外出旅游，或远或近，放下工作，把思想放空，把自己置身于大自然之中，呼吸一下新鲜空气，亲近一下大自然的景观，每当此时，所有工作中带来的疲劳、压抑都会一扫而空，身心会无比放松，回来工作后精力自觉会更旺盛。李老说："'旅游媚年春，年春媚游人'。旅游过程中与大自然亲密接触，增长了见闻，开阔了眼界，满足了好奇心，增加了知识，同时也促进了身心健康。"

旅游之前，事先做好功课，了解目的地的旅游特色，做到带着目的性去玩，是李老的一个特点，"事先做好功课，旅游才会有收获，才不会留下遗憾。"名胜古迹、山川地貌、风俗习惯等是李老

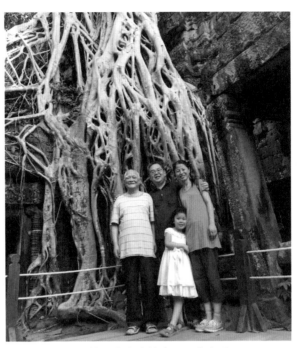

▼ 李老与幼子李梢一家在柬埔寨吴哥窟合影

最感兴趣的目标。每到一个地方，李老总是先去参观当地的名胜古迹，了解它的历史渊源，凭吊古人的历史功绩，咏古怀今，把自己的心神从平日繁琐的尘事中解脱出来，使自己的心灵获得自由。通过对当地山川地貌、风俗习惯的观察了解，从中推测当地的自然变迁、历史发展、社会变革，和自己所学的知识相互印证，又可以获得书本上学不到的知识。"西北之地，地势开阔，风沙大，那里生活的人们皮肤都比较致密，而南方人的皮肤毛孔则比较疏松，同样一个感冒，南方人和北方人的用药味数、份量就会有差别。你如果不去亲身感受一下当地的自然环境、物貌特点，你是体会不到这里面的学问的。"这种书本之外获得知识的满足感很让李老自豪。

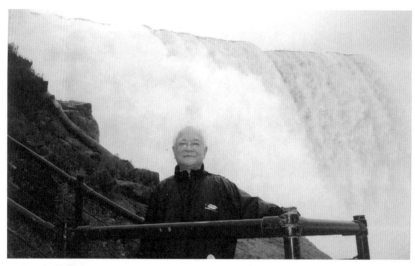

▶ 尼亚加拉瀑布

　　旅游过程中，李老都要尝尝当地的特色小吃。"当地的饮食特色可以反映当地人的体质特点和气候环境特点，四川、湖南的口味偏辣，香料放得多，和当地气候潮湿是有关系的，新疆、内蒙古喜欢喝奶茶，这也和他们平时吃肉食较多有关系，奶茶可以消除肠胃里的油腻。"作为一名医生，李老善于从职业的角度去考虑问题，"遇上特别喜欢吃辣的病人，你就要考虑他（她）为什么那么喜欢吃辣？是体内有湿气还是脾胃功能不振？长期嗜辣可以消除体内湿气，但是也会消耗体内的阴液，还可能化热、化火，在用药时除了疾病本身的因素之外，还要考虑到这一方面的因素，这样治病才能全面，这些知识只有在旅游时亲临其境才会有深切体会。"

　　由于自身从旅游中获益良多，因此，李老也鼓励他的病人们经常出去旅游，放松身心。并且建议根据自己的体质安排旅游方式，如体质偏弱者，宜选择活动量相对较小的旅游，旅行距离不宜太

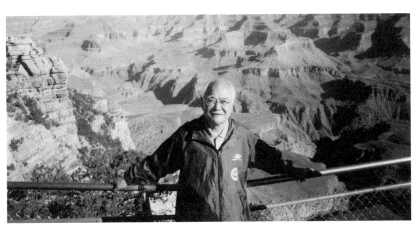

▼ 美国大峡谷

远，旅游时间不宜太长，旅行过程较舒缓；如体质强健者，宜选择活动量较大的旅游方式，游览时间相对可较长。

对于年岁较大的旅行者，特别是患有高血压、冠心病、糖尿病、癫痫、脑出血、低血糖症和急性肠胃炎等疾病的患者外出旅游时，李老建议出游前做好以下准备工作，以防由于旅途疲劳，气候及气压变化等因素诱发疾病，救治不及时而在旅途中遇到危险。

✓ 首先，要求准备外出旅行的人，特别是有上述疾患的人，在出发之前到医疗部门进行体检。

✓ 其次，旅行者应携带健康记录卡，卡上记录有个人一般情况、血压、特异体质、患过何种疾病、药物治疗情况及药物过敏史；有的可携带单一种病的保健卡，以备旅途上发生情况时作为治疗的参考。

✓ 再者，准备一些常见病的备用药以备旅途急需之用，因为旅行者途经的地方不一定能得到所需的药物。

第五节

饮食药膳养生法

一、饮食习惯讲原则

食物是人体气血的主要来源，正所谓："民以食为天。"一日三餐的食物对人体的滋养是身体健康的重要保证。"随着现代社会经济的发展，生活水平的提高，物质供应也越来越丰富，食物可以补充人体气血津液，使人健康；反过来，不合理的饮食习惯会对人体造成负担，影响人体健康。吃什么？怎样吃？如何吃得更有营养？这是我们在养生过程中一个重要的课题。"李老说，"只有合理地安排日常饮食，使吃进去的食物能更快、更好地转化成人体需要的气血营养，才能起到强壮身体、防病治病、延年益寿、延缓衰老的作用。"

在日常生活中，李老提出"少、杂、淡、温、慢"饮食五字诀，即"吃得不过饱，种类要多，清淡为主，吃温热食，细嚼慢咽。"在营养学中，强调定时定餐、粗细搭配、荤素搭配、酸碱搭配，并以粗、素、碱为主；按照中医理论，要注意五色搭配、五味搭配、四气搭配，以保持人体的阴阳平衡；同时，李老还强调进食中和进食后的各种养生细节。

1. 饮食养生三原则

日常饮食，并不是随心所欲，想吃什么就吃什么，而是要遵循一定的饮食原则。《黄帝内经》中记载："食饮有节。"李老认为，落实到具体生活当中，就是要注意三个方面的基本原则：一是要合理膳食，不可偏嗜；二是要饮食有节，不可过饥过饱；三是要饮食有洁，防止病从口入。

合理膳食，不可偏嗜

科学合理的膳食，是提供全面营养的基础，也是保证人体生长发育和健康长寿的必要条件。李老说，早在两千多年前的《黄帝内经》就有相关记载，如《素问·脏气法时论篇》中记载："五谷为养，五果为助，五畜为益，五菜为充，气味合而服之，以补精益气。"《素问·五常政大论篇》中记载："谷肉果菜，食养尽之。"全面概述了饮食的主要组成内容。其中，以谷类为主食品，肉类为副食品，用蔬菜来充实，以水果为辅助。人们必须根据需要，兼而取之。在生活当中，李老的餐桌一般都是荤素搭配，有米饭，有水果。"进餐最好能'合理调配'，有条件的情况下，蔬菜、肉类、水果、米、面尽可能全面一些，这样补充的营养也较全面，对身体健康是十分有益的。"

"进食不光要照顾到食物种类，尽可能全面合理，同时还兼顾各种食物的不同'味道'。"李老进一步强调。中医将食物的味道归纳为：酸、苦、甘、辛、咸5种，统称"五味"。五味分别对应五脏，"酸肝、苦心、甘脾、辛肺、咸肾。"五味不同，对人体的作用也各有不同。正常情况下，饮食中五味调和，有利于五脏功能的协调发挥，有益于健康。《素问·生气通天论篇》中就有："是以谨和五味，骨正筋柔，气血以流，腠理以密，如是则骨气以精，谨道如法，长有天命。"说明饮食调配得当，五味和谐，则有助于机体消化吸收，滋养脏腑、筋骨、气血，从而有利于健康长寿。如果长期嗜好某种"味道"，就会造成体内相应内脏机能偏盛，久之则可损伤其他脏腑，破坏五脏的平衡协调，导致疾病的发生。正如《素问·五脏生成篇》指出："多食咸，则脉凝泣而变色；多食苦，则皮槁而毛拔；多食辛，则筋急而爪枯；多食酸，则肉胝皱而唇揭；多食甘，则骨痛而发落，此五味之所伤也。"

因此，食物种类齐全，荤素搭配，五味也不过偏，咸淡适中，有时会有一点开胃的酸菜，这是李老餐桌上食物的特色。

饮食有节，不可过饥过饱

一日三餐，饮食有节，说的是饮食要有节制。李老说，"这里所说的节制，包含两层意思，一是指进食的量，一是指进食的时间。所谓饮食有节，即进食要定量、定时。"

定时：李老三餐的时间一般较为固定，早餐在早上 7 点左右，中餐在中午 12 点左右，晚餐在下午 6 点左右。"形成规律的进食行为，可以让人体消化系统形成有节奏的运动，保证消化、吸收充分进行，有利于健康。否则，三餐无定时，就会影响消化系统的工作规律，易引起消化、吸收异常，从而导致疾病的出现，不利于健康。"

定量：定量是指进食量宜适中，不可过饥过饱。人体对饮食的消化、吸收、输布，主要靠脾胃来完成。进食定量，饥饱适中，恰到好处，则脾胃足以承受。消化、吸收功能运转正常，人体可及时得到营养供应，以保证各种生理功能活动正常。反之，过饥则营养补充不足，过饱则脾胃负担过重，影响消化吸收，都对人体健康不利。一般说来饮食以"早饭宜好，午饭宜饱，晚饭宜少"来衡量。所谓早饭宜好，是指早餐的质量，营养价值宜高一些、精一些，品种多一点，便于机体吸收，提供充足的能量；尤以稀、干搭配进食为佳。午饭要吃饱，所谓"饱"是指要保证一定的饮食量，主要包括充足的碳水化合物、高质量的蛋白质和适量的维生素及纤维素；当然，中餐亦不宜过饱。晚餐接近睡眠时间，活动量小；晚餐进食多了可能诱发高血脂、高血糖、泌尿系结石等，甚至诱发心脑血管疾病，故不宜多食。

李老认为，一日三餐，尽量都能做到按时进餐，每餐吃个七八分饱，养成良好的饮食习惯，对保养身体是大有益处的。

饮食有洁，防止病从口入

为防止病从口入，自古以来，饮食卫生一直为人们所重视，把注意饮食卫生看成是养生防病的重要内容之一。饮食有洁，是指饮食物清洁。不清洁或变质的食物，对人体是有害的。要注意大部分食品不宜生吃，需要经过烹调加热后变成熟食，方可食用，其目的在于使食物更容易被机体消化吸收。同时，也使食物在加工变热的过程中，得到清洁、消毒，除掉一些致病因素。老年人和小儿脾胃功能较弱，做好食物清洁尤为重要。

2. 进食"三宜"

进食保健关系到饮食营养能否更好地被机体消化吸收，故应予以足够重视。现择其要，归纳如下。

进食宜缓

进食宜缓是指吃饭时应该从容缓和，细嚼慢咽。《养病庸言》中记载："不论粥饭点心，皆宜嚼得极细咽下。"这样进食，既有利于各种消化液的分泌，食物易被消化吸收；又能稳定情绪，避免急食暴食，保护肠胃。急食则食不易化，暴食则会骤然加重肠胃负担，是应当予以重视的。李老在临床对于脾胃功能不好的患者均要嘱咐他们："少食多餐，细嚼慢咽。"

食宜专致

古人云："食不语。"进食时，应该将头脑中的各种琐事尽量抛开，把注意力集中到饮食上来。进食专心致志，既可品尝食物的味道，又有助于消化吸收，更可以有意识地使主食、蔬菜、肉、蛋等食品杂合进食，做到"合理调配"。同时，也可增进食欲。倘若进食时，头脑中仍思绪万千，或边看书报、边吃饭，没有把注意力集中在饮食上，心不在"食"。那么，也不会激起食欲，纳食不香，自然而然会影响到食物的消化吸收，这是不符合饮食养生要求的。

进食宜乐

安静愉快的情绪有利于胃的消化，乐观的情绪和高兴的心情都可使食欲大增，这就是中医学中所说的肝疏泄畅达则脾胃健旺。反之，情绪不好，恼怒嗔恚，则肝失条达，抑郁不舒，致使脾胃受其制约，影响食欲，妨碍消化功能。古有"食后不可便怒，怒后不可便食"之说。故于进食前后，均应注意保持乐观情绪，力戒忧愁恼怒，以助脾胃受纳消化食物。

3. 食后"三要"

进食之后亦应做一些必要的调理，例如：食后漱口、食后摩腹、食后散步等。

食后漱口

食后要注意口腔卫生。进食后，口腔内容易残留一些食物残渣，若不及时清除，往往会引起口臭，或发生龋齿、牙周病。早在汉代，《金匮要略》中即有"食毕当漱，令齿不败而口香。"而《千金方》说得更详细："食毕当漱口数过，令人牙齿不败口香。"经常漱口可使口腔保持清洁，牙齿坚固，增强味觉功能，并能防止口臭、龋齿等疾病。

食后摩腹

食后摩腹的具体方法是：饮食之后，将双手搓热，用一只手（通常男左女右）掌心贴于腹部，另一只手叠于其上，自左而右，可连续做二三十次不等。这种方法有利于腹腔血液循环，可促进胃肠消化功能，经常进行食后摩腹，不仅于消化有益，对全身健康也有好处，是一种简便易行、行之有效的养生法。诚如名医孙思邈所说："中食后，以手摩腹，行一二百步，缓缓行。食毕摩腹，能除百病。"

食后散步

进食后，活动身体，有利于胃肠蠕动，促进消化吸收，而散步是最好的活动方式。俗话说："饭后百步走，能活九十九。"进食后，不宜立即卧床休息。饭后宜做一些从容缓和的活动，才有益于健康。

如果在饭后，边散步、边摩腹，则效果更佳。《千金翼方》将其归纳为："食后，还以热手摩腹，行一二百步，缓缓行，勿令气急，行讫，还床偃卧，四展手足，勿睡，顷之气定。"这是一套较为完整的食后养生方法，后世多有所沿用，实践证明行之有效。

二、增进食欲小妙招

1. 鲤鱼 250 克，豆豉 6 克，胡椒 1 克，生姜 2 片，陈皮 6 克。煎汤服。

2. 将 1 条猪舌洗净，切片。煮熟后调味服。

3. 精羊肉 500 克，粳米 60 克。将羊肉切片，煮粥，调味服。

4. 甲鱼 250 克，枸杞子 10 克，熟地 10 克。炖汤服。

5. 米醋 1 小杯，每次饭前用水冲服。

6. 生姜汁 30 克，蜂蜜 90 克，生地黄汁 250 毫升。以文火煎如稀汤，每服一汤匙，热粥送服；亦可以酒送服。每日 3 次。

7. 鲜山楂 100 克去核切碎，番茄 80 克去皮，苹果 80 克去皮芯，芹菜 60 克，香菜 25 克洗净切碎。五味果蔬同入搅拌机搅成浆汁，去渣取汁入容器，加柠檬汁 15 毫升及蜂蜜 10 克搅匀。当饮料，随意服食，当日吃完。

8. 指压第 6、7 胸椎，能使食欲中枢产生显著的功效，能渐渐治愈食欲不振。第 6 胸椎右侧、第 7 胸椎左侧是穴道所在，指压时一面吐气一面强压 6 秒钟后将手收回，恢复自然呼吸，如此重复 30 次（注：这种穴道指压法必须在餐前 1 个小时进行，而且餐前尽量少吃甜味食物，以避免会减低食欲的食物）。

三、药膳祛病能强身

药膳为我国传统的饮食和中医食疗文化的结合体，是中国传统的医学知识与烹调经验相结合的产物。简单地说，药膳就是食物加药物，是一种含有药物成分的膳食，药食同源是中国养生文化的一个鲜明特色。它既将药物作为食物，又将食物赋以药用，药借食力，食助药威，二者相辅相成，相得益彰；既具有较高的营养价值，又可防病治病、保健强身、延年益寿。李老在自己食用及临床诊疗的过程中，总结出了以下 12 类常用的药膳方。

1. 解表类

（1）发散风寒

主要原料

粳米 500 克，紫苏叶 15 克。

制作方法

先以粳米煮稀粥，粥成放入紫苏叶，稍煮即可。

适用范围

适宜于风寒感冒，兼咳嗽、胸闷不适者等。

紫苏粥

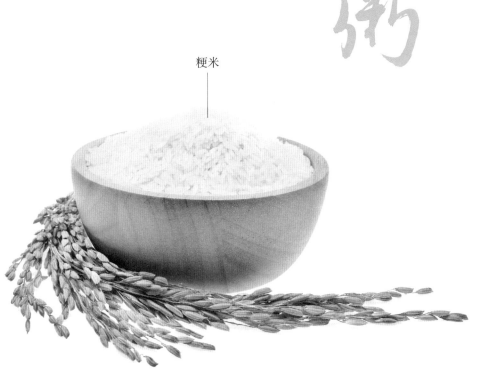

粳米

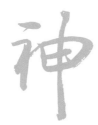

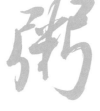

主要原料

生姜5克，连须葱白7根，糯米100克，米醋15克。

制作方法

将糯米淘净后与生姜入砂锅内煮一二沸，再放进葱白，待粥将成时，加入米醋，稍煮即可。

适用范围

适宜于风寒感冒、头疼、发热、畏寒、周身酸痛、鼻塞流涕、咳嗽喷嚏以及胃寒、呕恶、不思饮食等症。

糯米

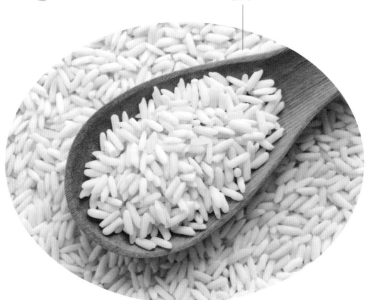

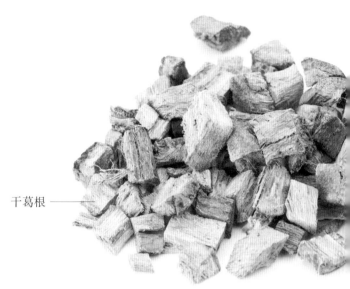

干葛根——

（2）疏风散热

主要原料

粳米 60 克，干葛根 30 克。

制作方法

先以水 1500 克煮干葛根取汁去渣，用汁煮米做粥。

适用范围

适宜于外感伤风，以及发热重、口渴、无汗，兼见大便溏泻者，或儿童麻疹之初期等。

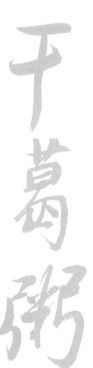

淡豆豉粥

主要原料

淡豆豉 20 克，荆芥 6 克，麻黄 3 克，葛根 30 克，山栀子 3 克，生石膏（先煎）90 克，生姜 3 片，葱白 2 根，粳米 100 克。

制作方法

先将各药同入砂锅煎汁（煎沸后再煎约 10 分钟即可），去渣，放入粳米，同煮为稀薄粥。

适用范围

适宜于感冒引起的高热不退、肺热喘急、头痛、无汗、烦躁、失眠、咽干口渴以及病毒性感染所引起的高热无汗患者。

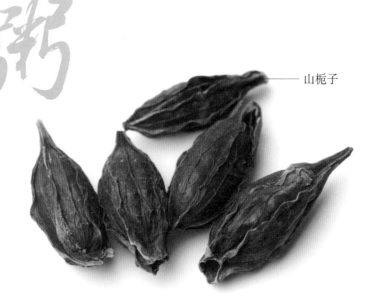

—— 山栀子

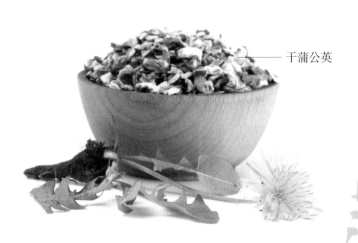

—— 干蒲公英

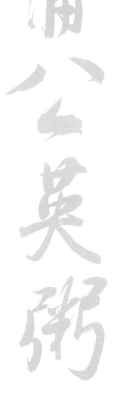

2. 清热解毒类

主要原料

干蒲公英60克（鲜品为90克），粳米100克。

制作方法

取蒲公英带根的全草，洗净、切碎，煎取药汁去渣，入粳米同煮成粥。

适用范围

适宜于急性乳腺炎、乳肿痛、急性扁桃体炎、疔疮热毒、尿路感染、病毒性肝炎、胆囊炎、上呼吸道感染、急性眼结膜炎等症。

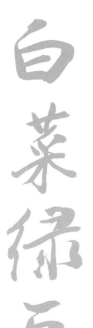

白菜绿豆饮

主要原料

白菜根茎头 1 个，绿豆芽 30 克。

制作方法

先将白菜根茎头洗净切片，再与绿豆芽同煮，渴饮。

适用范围

适宜于外感温热之邪而引起的发热、头痛、鼻塞、口干、无汗等。

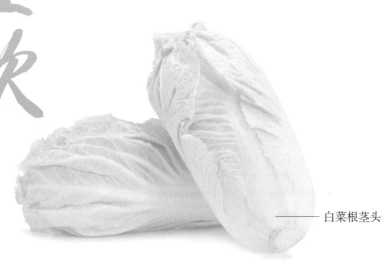

—— 白菜根茎头

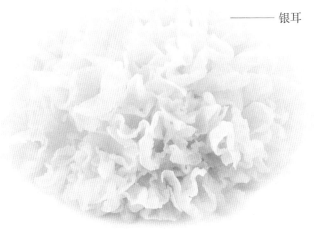

——— 银耳

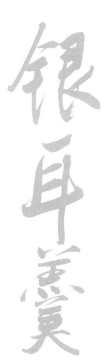

银耳羹

3. 生津解暑类

主要原料

银耳 15 克，红枣 100 克，白糖适量。

制作方法

银耳水发洗净后与红枣同煮成羹状，放白糖
适量即成。

适用范围

适宜于阴虚火旺，低热、更年期综合征等，
可四季食用。

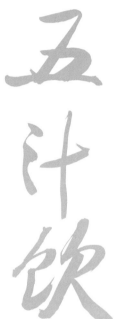

主要原料

梨 100 克，荸荠 100 克，藕 100 克，麦门冬 500 克，鲜芦根 100 克。

制作方法

将上述五物分别榨挤成汁。若麦门冬及芦根不易挤汁时，可在绞碎后加等量凉开水，浸润 30 分钟后再挤汁。将五汁混合均匀后即可饮用。

适用范围

适宜于高烧后津液过伤而引起的口渴较甚者。

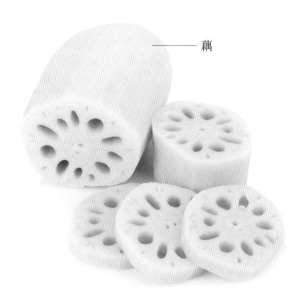

—— 藕

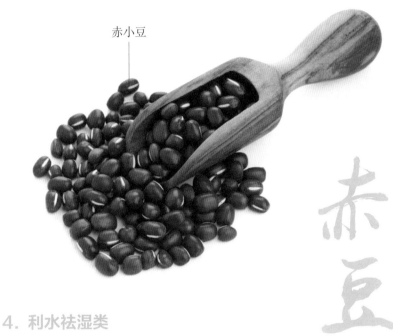

赤小豆

赤豆粳米粥

4. 利水祛湿类

主要原料

赤小豆 50 克，粳米 100 克，白糖适量。

制作方法

先用砂锅把赤小豆煮烂，然后加入粳米煮粥，粥成后加入白糖，稍煮即成。

适用范围

适宜于水肿病，包括急、慢性肾炎，肝硬化腹水，脚气浮肿，小便不利，以及产妇乳汁不通等症。

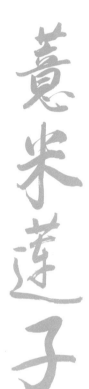

主要原料

薏米 30 克，莲子肉（去皮心）30 克，冰糖适量，桂花少许。

制作方法

先煮薏米，继入莲子肉，粥成后加入冰糖及桂花。

适用范围

适宜于湿邪久蕴化热，伤及脾胃而引起饮食不佳、大便溏泻、妇女带下过多，甚或湿热上蒸而致心悸、失眠等。

薏米

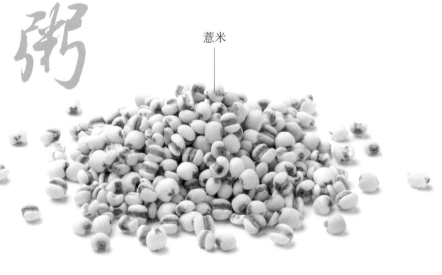

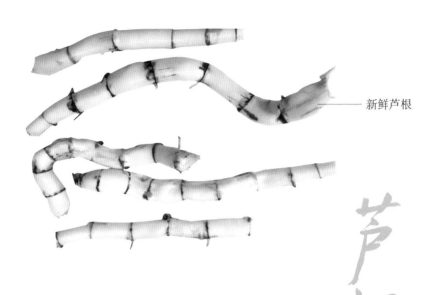

新鲜芦根

5. 止呕消食类

主要原料

新鲜芦根 150 克，竹茹 20 克，粳米 100 克，生姜 2 片。

制作方法

将鲜芦根洗净，切成小段，与竹茹同煎取汁去渣，入粳米煮粥，粥欲熟时加入生姜 2 片，稍煮即成。

适用范围

适宜于因高热引起的口渴、心烦、胃热呕吐或呃逆不止、妊娠恶阻、肺痈、痰热咳喘、咳吐脓性浊痰等症。

芦根竹茹粥

山药半夏粥

主要原料

鲜山药（研成泥）30克，制半夏30克，白糖适量。

制作方法

先将半夏用微温水淘洗数次，不使有矾味。用做饭小锅煎，取汤约500克，去渣调入山药泥，再煮两三沸成粥，和白糖食用。

适用范围

适宜于脾胃虚弱而引起气逆上冲，呕吐频作，尤其是闻药气则呕吐更甚、诸药不能下咽者。

鲜山药

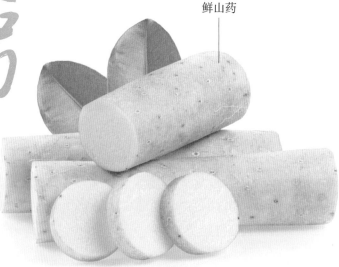

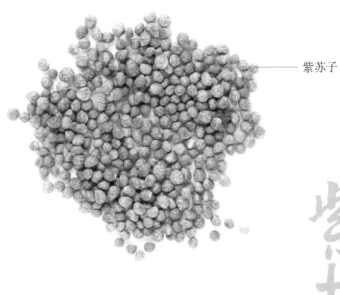

紫苏子

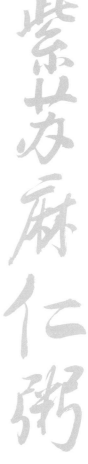

紫苏麻仁粥

6. 通便止泻类

主要原料

紫苏子 15 克，麻子仁 15 克，粳米 100 克。

制作方法

先将紫苏子、麻子仁捣烂如泥，然后加水慢
煮，滤汁去渣，再同粳米煮为稀粥食用。

适用范围

适宜于老人、产妇、病后、体质虚弱等大便
不通、燥结难解的患者。

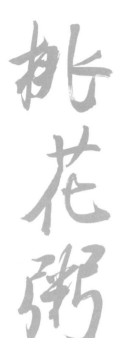

主要原料

鲜桃花瓣4克（或者干品2克），粳米100克。

制作方法

鲜桃花瓣和粳米加水适量，同煮成粥。

适用范围

适宜于肠胃燥热便秘者。

鲜桃花瓣

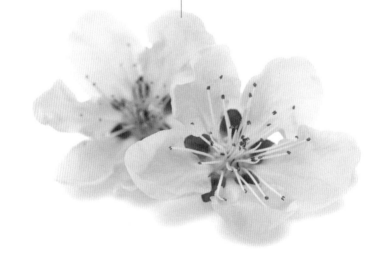

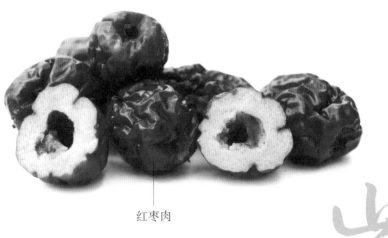

红枣肉

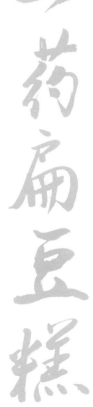

主要原料

鲜山药 200 克，鲜扁豆 50 克，陈皮丝 3 克，红枣肉 500 克。

制作方法

先将山药去皮切成薄片，再将扁豆、枣肉切碎，与陈皮碎丝和匀后上屉蒸糕。

适用范围

适宜于脾气虚弱、健运失司而引起的大便经常溏软者，甚至泄泻不止、面黄形瘦、乏力怠惰者等。

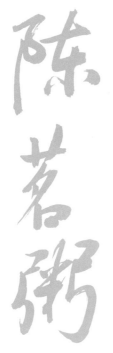

主要原料

陈茶叶 10 克，粳米 100 克。

制作方法

先用茶叶煮汁，去渣，入粳米同煮成粥。

适用范围

适宜于食积不消、过食油腻、饮酒过量、口干烦渴、多睡不醒、赤白痢疾者等。

陈茶叶

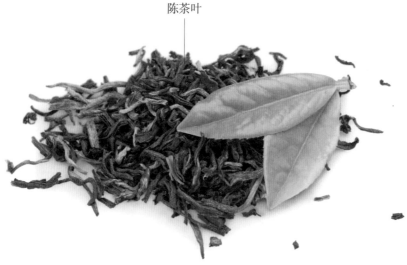

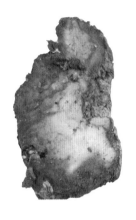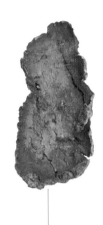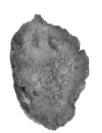

生地黄

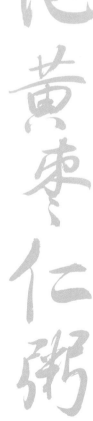

7. 安神类

主要原料

生地黄 30 克，酸枣仁 30 克，粳米 50 克。

制作方法

先煮生地黄、酸枣仁取汁，用汁煮米做粥。食时可加糖少许。

适用范围

适宜于虚劳体弱而致骨蒸烦热、羸瘦乏力、失眠多梦者等。

栗子桂圆粥

主要原料

栗子 10 个（去壳用肉），桂圆肉 15 克，粳米 50 克，白糖少许。

制作方法

将栗子切成小碎块，与米同煮如常法做粥，将熟粥内放入桂圆肉，食时加入白糖少许。

适用范围

适宜于因心肾精血不足而引起的心悸、失眠、腰膝酸软等。

栗子

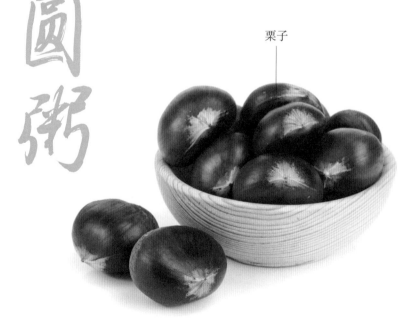

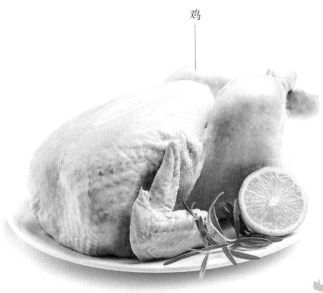

鸡

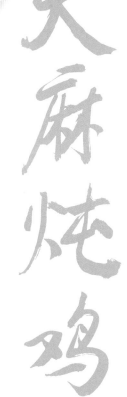

天麻炖鸡

8. 活血止血类

主要原料

鸡 1 只（500 克），天麻 10 克，调料适量。

制作方法

天麻洗净、切片，放入鸡腹内，鸡入锅加水清炖至熟烂，加调料入味后食用。

适用范围

适宜于身体虚弱、产后血虚头昏等。

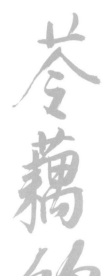

苓藕饮

主要原料

茯苓 12 克，藕 120 克，山药 12 克，百合 10 克，大枣 10 个。

制作方法

先将鲜藕洗净切片，再与四物合煮至浓汁代茶饮。

适用范围

适宜于阴虚肺燥、脾胃不足而引起的咳嗽痰中带血丝、食少、大便不畅等症。

茯苓

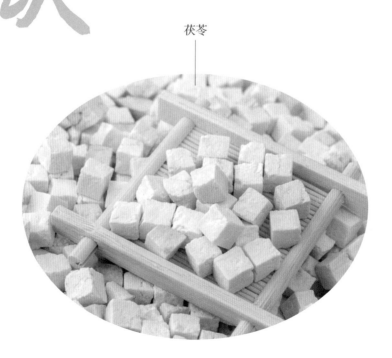

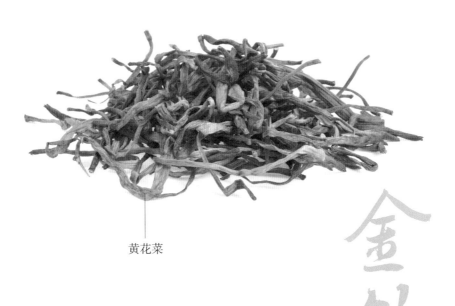

黄花菜

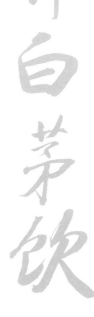

金针白茅饮

主要原料

黄花菜 100 克，白茅根 50 克。

制作方法

将黄花菜、白茅根加水 200 克，煎服。

适用范围

适宜于衄血、咳血等症，有一定疗效。

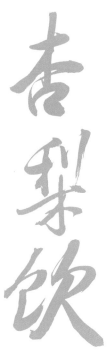

9. 化痰止咳类

主要原料

杏仁 10 克（去皮研碎），鸭梨 1 个，冰糖适量。

制作方法

鸭梨切块去核，与杏仁同煮，梨熟加冰糖少许。

适用范围

适宜于肺燥引起的咳喘，可辅食此饮。

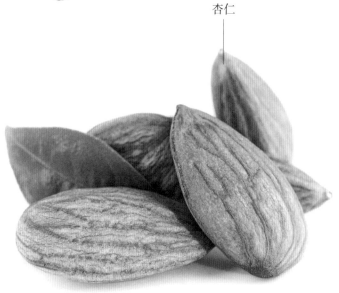

杏仁

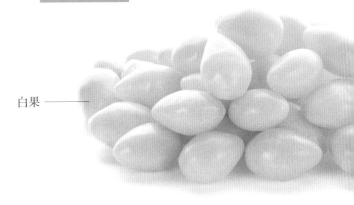

白果 ———

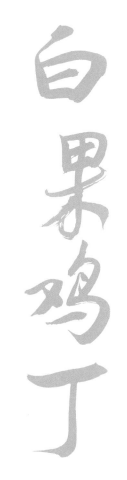

白果鸡丁

主要原料

嫩鸡肉 350 克，白果 100 克，青、红椒各 1 个，姜丝 5 克，蛋清 2 个，精盐 5 克，料酒 5 克，湿淀粉 25 克，葱段 10 克，清汤 50 克，香油 5 克，植物油 500 克（实耗 75 克），酱油 15 克，味精、白糖适量。

制作方法

先将鸡肉切成 1 厘米大小的丁，全部放进已调好的蛋清中，并加酱油、料酒与淀粉拌腌 30 分钟以上，将白果一剖四半，青、红椒分别切成小方块。

再将油烧七成热，投下白果丁，以慢火炸成金黄色，不停地铲动，3 分钟后捞出。待锅中油七八成热时，将鸡丁放入，用勺划散，熟后捞出，将油沥去。

再用净锅爆炒葱、姜丝、青椒等，而后将鸡丁及白果丁下锅，加入清汤，用大火炒匀，加调味品，翻炒几下即可。

适用范围

适宜于老年体虚湿重的久咳、痰多、气喘、小便频数，以及妇女脾肾亏虚、浊湿下注、带下量多、质稀等症。

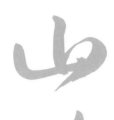

10. 补益类

主要原料

白面 500 克，鸡蛋（去黄）2 个，豆粉 30 克，山药 250 克，羊肉 100 克，姜、葱、盐适量。

制作方法

先将山药去皮煮熟捣泥，与白面、蛋清、豆粉同和做面丝。另煮羊肉做汤煮面，放入姜、葱、盐适量。

适用范围

适宜于体质虚弱、气血两亏、形体消瘦、喜暖畏寒、乏力少气懒言、动则喘息自汗者等。

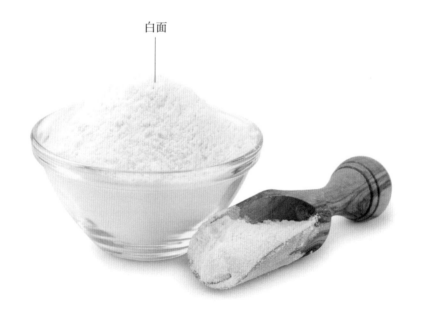

白面

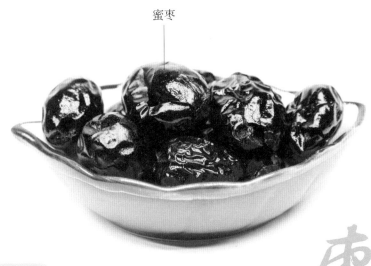

蜜枣

枣糖糕

主要原料

白面 500 克，小枣 150 克，蜜枣 100 克，红糖 250 克，小米面 100 克，玫瑰 5 克（或玫瑰香精 1 滴）。

制作方法

待白面发好后向里面放点碱（碱稍多一些），红糖用玫瑰水溶化，与小米面一起掺入面中，调搅成稀糊状。将方模子放入笼屉，把调好的面糊倒入一半，用板刮平，放上小枣（去核），再将剩下的一半糊倒上，在上面码上蜜枣，用旺火蒸 20 分钟即成。切成方块，凉、热均可食用。

适用范围

适宜于贫血、食欲不振、消化不良等症。

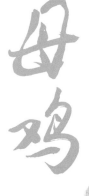

主要原料

生黄芪 120 克，母鸡 1 只，调料适量。

制作方法

先将母鸡去毛及肚肠洗净，再将黄芪放入母鸡腹中缝合，置入锅中加水及姜、葱、大料、盐等炖熟即成。

适用范围

适宜于大病、久病、产后失血过多及肝肾亏虚等患者。

生黄芪

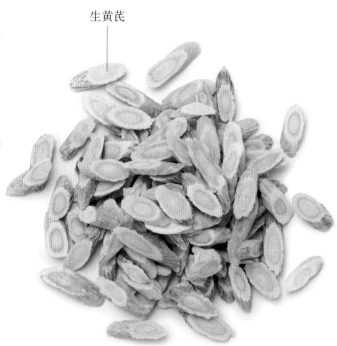

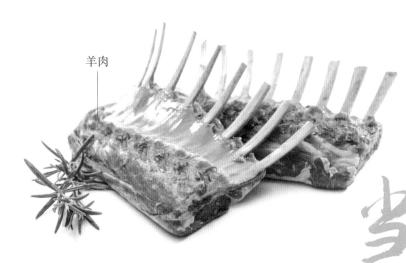

羊肉

当归羊肉汤

主要原料

羊肉 500 克，当归 15 克，生姜 15 克，精盐 6 克，料酒 15 克，味精适量。

制作方法

将当归、生姜用水洗净，切长片。羊肉剔去筋膜，入沸水锅内氽去血水。捞出切成 5 厘米长、2 厘米宽的条备用。取净锅（最好是砂锅），加入清水适量，然后将切成条的羊肉下入锅内，再加当归和生姜，在旺火上烧沸后，撇去浮沫，加入调料，改用小火炖约 1.5 小时至羊肉熟烂即成。

适用范围

适宜于因血虚有寒引起的腹中冷痛，妇女产后虚寒腹痛，或虚寒性的痛经等症。

枸杞牛肉片

主要原料

熟牛肉（脯肉）500克，枸杞子50克，鸡蛋1个，水淀粉50克，葱、姜丝、蒜片各10克，酱油20克，清汤750克，植物油750克（蚝油75克），面粉少许，花椒、香油、盐、米醋、味精、料酒各适量。

制作方法

将枸杞子分为2份，一份水煮取浓缩汁25克，另一份洗净，置小碗内上盏蒸30分钟（蒸熟）备用。牛肉切成2厘米见方的片，鸡蛋破壳放在碗内，加淀粉、面粉、水少许搅成糊，将肉放入糊内拌匀。锅置于火上，加入植物油至五成热时，将肉下锅逐块炸成金黄色时捞出。滗去余油，将葱、姜、蒜、花椒及蒸熟的枸杞子撒在碗底，肉码放在上边，摆整齐。另将锅置于火上，添上清汤，加入盐、味精、料酒，调好味道，浇在肉碗内，上盏用旺火蒸30分钟取出，将汁倒在锅内，肉放在盘内，捡出花椒。再将锅置于火上，加蚝油、香油、酱油、米醋及枸杞子浓缩汁，汤沸后浇在肉上即成。

适用范围

适宜于虚损羸瘦、腰膝酸软、脾虚不运、消渴、水肿、眩晕、阳痿、遗精等症。老年体弱、病后体虚者服用，可起到较好的滋补、强壮作用。

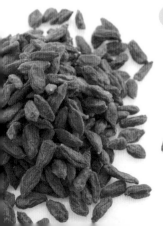

——— 枸杞子

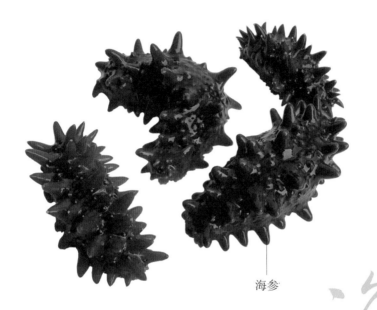

海参

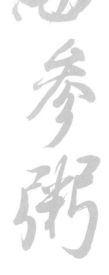

主要原料

海参适量，粳米或糯米 100 克。

制作方法

先将海参浸透，剖洗干净，切片煮烂后同米
煮成稀粥。

适用范围

适宜于精血亏损、体质虚弱、性功能减退、
遗精、肾虚尿频等症。

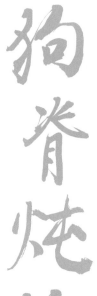

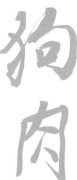

主要原料

金毛狗脊（中药材）、金樱子、枸杞子各15克，瘦狗肉200克。

制作方法

将金毛狗脊、金樱子、枸杞子与瘦狗肉同炖，食肉饮汤。

适用范围

适宜于因肾虚所致精液异常、遗精、腰膝冷痛等。

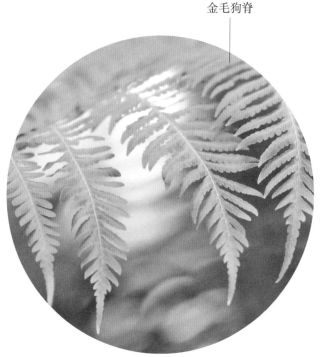

金毛狗脊

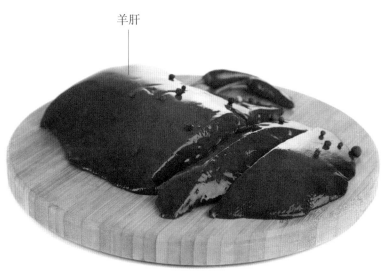

羊肝

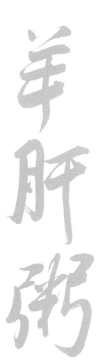

羊肝粥

11. 疏肝养肝类

主要原料

羊肝 50 克切碎，白米 50 克。

制作方法

如常法煮米做粥，临熟入羊肝，煮熟调匀。

适用范围

凡患眼疾者，均可辅食此粥。

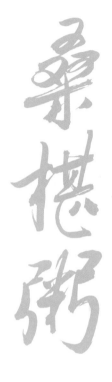

主要原料

桑椹 30 克，鲜青果（别称橄榄）60 克，糯米 100 克，冰糖少许。

制作方法

先将桑椹浸泡片刻，洗净后与米同入砂锅煮粥，粥熟加冰糖稍煮即成。鲜青果或用新鲜紫黑色熟果实，与米同煮成粥。

适用范围

适宜于肝肾血虚引起的头晕目眩、视力减退、耳鸣、腰膝酸软、须发早白以及肠燥便秘等症。

桑椹

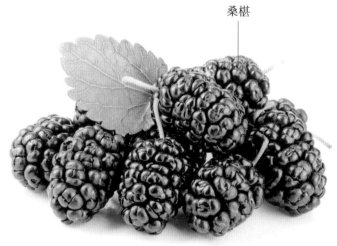

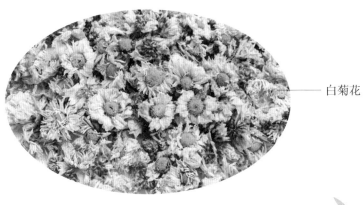

白菊花

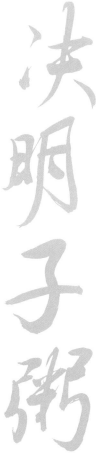

决明子粥

主要原料

炒决明子 15 克，粳米 100 克，冰糖少许，或加白菊花 10 克。

制作方法

先将决明子放入锅内炒至微有香气取出，待冷后煎汁，或与白菊花同煎取汁、去渣，放入粳米煮粥，粥将熟时，加入冰糖，再煮一二沸即成。

适用范围

适宜于目赤肿痛、怕光多泪、头痛头晕、高血压、高血脂症、肝炎、习惯性便秘等。

红扒猴头菇

12. 消肿抑癌类

主要原料

干猴头菇 200 克，鸡汤 250 克，料酒 15 克，酱油 2 克，白糖 16 克，水淀粉 60 克，香油 20 克，猪油 75 克，精盐、味精适量。

制作方法

将干猴头菇用热水泡软，捞出挤干，除去刺针和根蒂。再用开水泡发，水凉后捞出挤干，从根部往上片成片，加入清汤上盏蒸（中间须换 2 次汤）至酥烂。炒锅烧热，加入猪油 50 克烧热，放入酱油、料酒、精盐、味精、白糖和鸡汤，再将蒸碗中的原汤滗净，把猴头菇片撒入锅内，烧透后用水淀粉勾芡，边淋入水淀粉边晃动锅，加入熟猪油 25 克和香油，再将锅晃动几下，翻身出锅即成。

适用范围

适宜于消化不良、胃溃疡、神经衰弱等症。对胃癌等消化系统的恶性肿瘤有一定的益处。

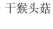

—— 干猴头菇

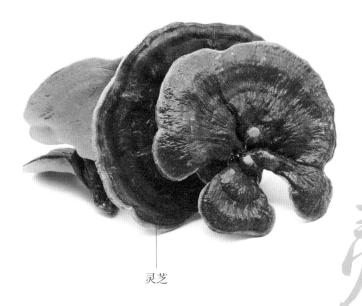

灵芝

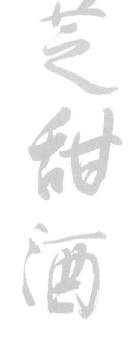

灵芝甜酒

主要原料

灵芝 50 克，粮食酒 1000 克，蜂蜜 20 克。

制作方法

灵芝切成条，加粮食酒和蜂蜜，密封、冷浸约 30 天即成。每日饮用约 15 克。

适用范围

升高白细胞。适宜于因化疗、放疗引起的白细胞减少症。

第六节

按摩拍打功

> "适当地拍打按摩经络穴位，可使气血运行通畅，身体的五脏六腑、四肢百骸都可以得到充分的濡养，达到健身防病的目的。"——李济仁

人体有十二经络和奇经八脉。十二经络隶属于各自的脏腑系统，每一个脏（腑）均有一对应自己的经络系统，奇经八脉对十二经络起着统率、联系的作用，经络中的穴位又是经气汇聚的点。因此，经络通畅，经气充足，则五脏六腑化生的气血津液能通过经络系统输布到全身，使我们皮肤润泽、肌肉丰厚、骨骼坚固。如果经络不畅，气血津液则难以流通畅达内外，机体各器官组织得不到足够的营养支持，就会影响人体健康。"气血充盛，经络畅通，是人体健康的两个必备条件。"

中医典籍《素问·举痛论篇》中有"通则不痛，痛则不通"的说法。当身体各部分逐渐出现这样那样的疼痛时，就意味着经络或者血液循环出了问题，或者经络阻滞、气血虚弱等。鉴于此，李老在长期药茶、食疗保健的基础上，自创了一套通经络、行气血的自我按摩拍打法，"经络畅通了，我补充进去的营养物质才会被我的身

体更好地吸收利用，经络不通，补充的营养只会瘀堵于内，对人体健康反而会造成伤害。"

李老的拍打按摩功中有许多拍打手法。李老强调，拍打力度要有技巧，拍打的顺序也要讲究章法，不可随心所欲。

拍打时要顺着经脉的走向拍。

✓ 如拍打手臂内侧，应从上往下拍打。

✓ 而拍打手臂外侧时，则反过来，要从下往上拍打。

✓ 拍打双腿外侧时，应从上而下。

✓ 而拍打双腿内侧则从下往上。

根据中医阴升阳降的理论，只有拍打顺序正确，才能让气血运行更顺畅，效果更好。拍打前要先活动一下，注意控制拍打力度，一般有热、胀、酸、麻的感觉即可。拍打腹背时多用虚掌——手心稍微拱起来。千万别实掌用力拍，更不可为求速效而用蛮力，否则会感觉被拍打的局部疼痛、麻木，甚至可能会伤到肌肉筋骨。

患有骨质疏松的老年人拍打时，若用力过猛可能会导致骨折。若是起痧了，即皮下出现小的出血点，建议等该部位的痧退了再继续拍打。值得注意的是，发烧、急性传染病、急性炎症、严重的心脏病、高血压、结核病、肿瘤、各种出血性疾病、骨折、疮疖痈疽红肿者以及孕妇等人群是不适合拍打养生的。

　　这套动作李老一般在每天睡前、晨起时进行，白天有空闲也会有选择地做一些动作，时间不拘长短，有利于疏通经络，促进气血运行。具体锻炼方法按头面五官、颈背躯干、胸腹及四肢几大部分来施行，整套动作做完需要半小时到一小时的时间。

一、通脉操

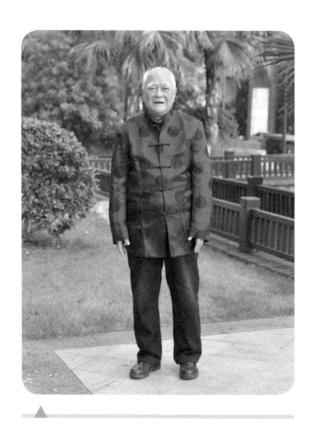

先选一个安静的地方，双脚分开，与肩平宽。

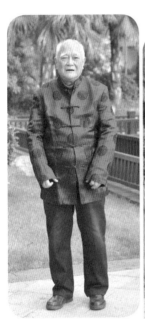 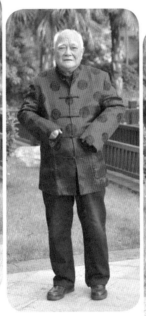 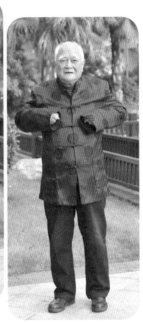

两手将位于双脚下的气（意念）抓起，即双手手指并拢，抓住气后双手成握拳状，膝部微屈，从下向上沿着左锁骨中线（左冲脉）和右锁骨中线（右冲脉）向上拉，双拳将气（意念）拉至缺盆位为止，此为抓"气"，反复9次。

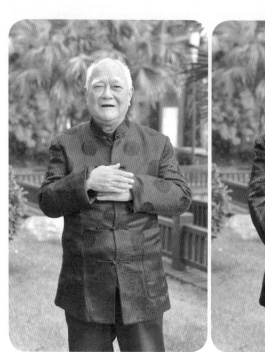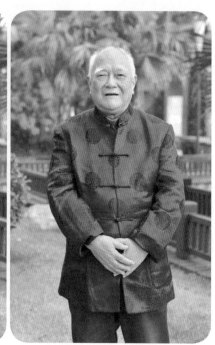

双手掌重叠，左手掌在下，右手掌在上，由喉下方始沿着躯干前正中线拍打至脐下，反复9次，这样就相当于开通了任脉。

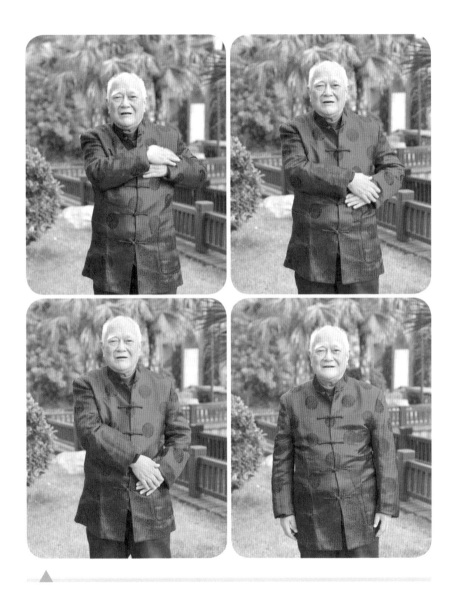

同样方法，再抓"气"9次后，由沿着左锁骨中线（左冲脉）由上向下拍打至左腹股沟上，反复9次，这样就相当于开通了左冲脉。

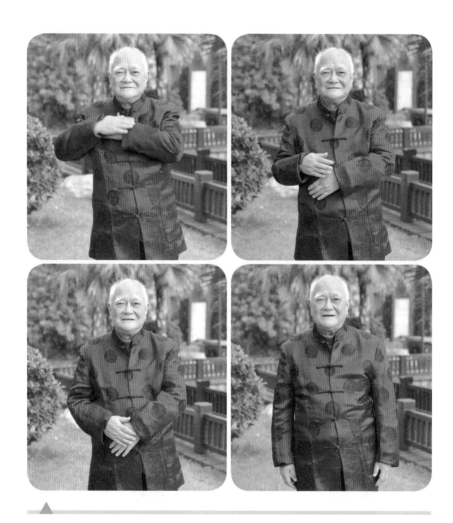

同样方法，再抓"气"9次后，沿着右锁骨中线（右冲脉）由上向下拍打至右腹股沟上，反复9次，这样就相当于开通了右冲脉。

功效　抓足气上升，拍胸气下降，开通冲任二脉，滋阴养血，调节气机升降，改善生殖功能。

二、头面五官操

头面保健操

或坐或站，双手搓热后，按顺序进行如下操作：

1. 头面操

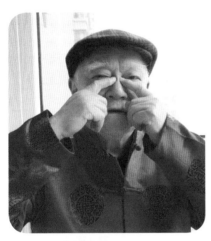 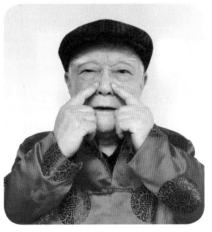

仰卧平躺于床上或坐在椅子上，全身放松。

用双手食指点按鼻根部（即双眼角偏鼻侧）18 次。

双手食指指腹摩擦鼻唇沟（鼻两侧），来回按摩 18 次。

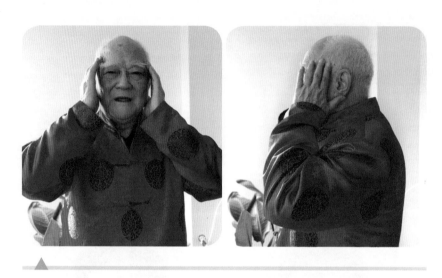

用除大拇指外的四指按摩两额之动脉，顺时针及逆时针各 9 次。

两食指分别按压耳前之动脉，顺时针及逆时针各 9 次。

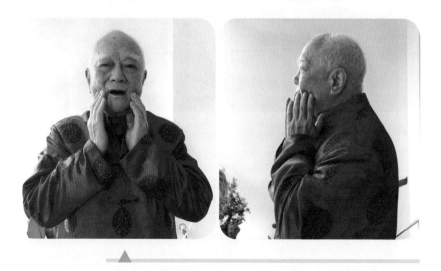

双手的食指和中指按摩两颊之动脉及牙龈（与叩齿法合用，效果更好）。

2. 开天门

　　用双手中指或食指指腹按于印堂穴（位于两眉中间）皮肤，以手腕带动手指，自下而上推至前发际，双手交替进行。各 20 次，注意力量轻柔，以前额皮肤微红为度。

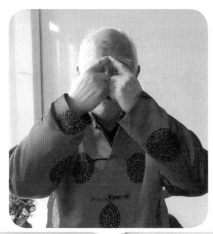

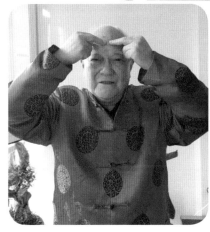

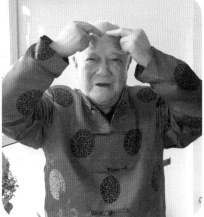

3. 推前额

用食中指指腹按于前额正中皮肤，以指根带动指尖，两手分别向左右两旁做抹法，至眉梢处再推回前额中央，如此一个往返为1次，共20次。注意力量不宜过大。

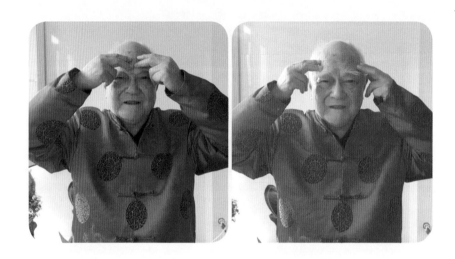

4. 通经络

将头部分为7条线：自前发际正中开始到发际正中为正中线；正中线两侧旁开各两横指为第2线；自额角处开始，平行于正中线至后发际为第3线；自太阳穴开始绕耳廓至后发际为第4线，以上除正中线外，其余3条线都是左右各一，共7条线，分别大致对应督脉（正中线）、足太阳膀胱经（第2线）、足少阳胆经（第3、4

线）。用双手五指指腹经络线依次由前向后点按，先正中线，然后第2线、第3线……依次向两边展开。如遇痛点可适当做局部的反复弹拨，轻重以头部有轻度酸胀感为度，可反复来回做3～6次。

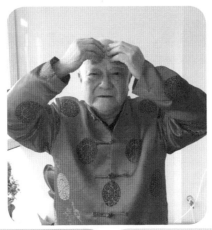

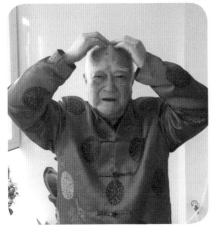

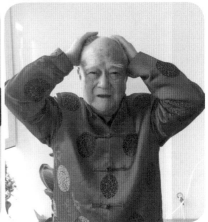

▶ 正中线

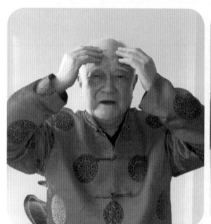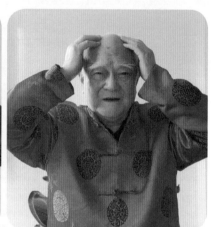

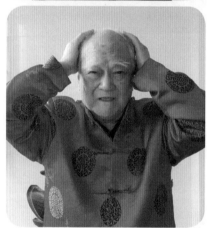

� 第二线

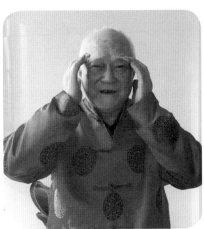

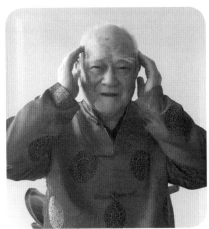

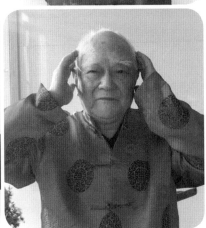

▼ 第三线

5. 梳头发

两手十指弯曲，从前至后做梳头的动作。重复操作 5 ~ 10 次。此动作建议患者可经常自行操作，有助于缓解各种头部不适。

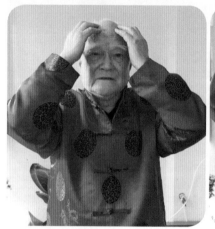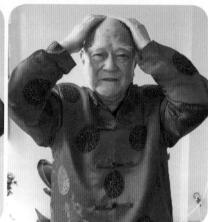

五官保健操

1. 健耳操

　　能增强听力，防治耳聋、耳鸣和其他耳病；并能益精强肾、健脑安神；能调节血压。可辅助治疗眩晕、失眠、遗精、早泄及中气下陷等（耳内或耳外患急性炎症，或其他严重耳病者慎练）。

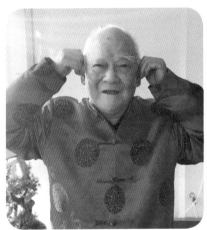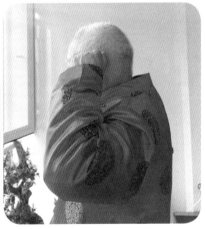

上提式：两手拇指在前，食指在后，分别轻提同侧耳廓之上端。然后用拇指摩按耳廓内侧，使之有热感为度。再用两指轻提耳廓。如此反复 36 次。

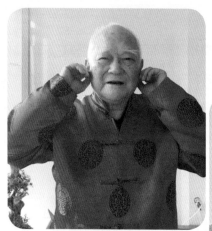
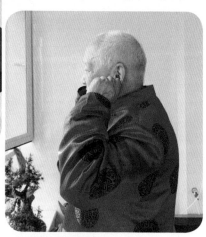

下捋式：两手食指在前，拇指在后，相对握住耳垂，略用力向下拉捋并按压，反复 36 次，使耳垂有热胀感。

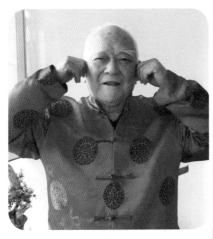

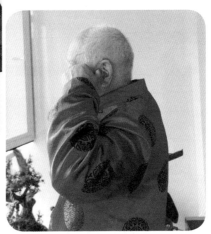

中按式：两手握拳，拇指分别竖起按压耳屏，使之正好堵住耳孔，勿使透气。按压时用力宜轻缓，使有温热感。按压片刻即放松1次，反复36次。体虚欲补者，闭口按压；病实欲泻者，张口按压，用力稍重。

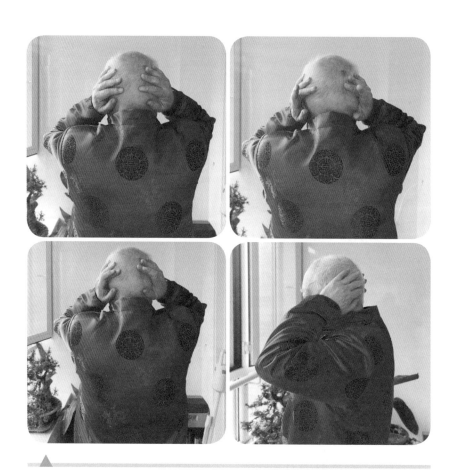

鸣天鼓：两掌按住双耳，两手放置在后枕部，中指紧贴后枕，食指叠放在中指上，然后快速下滑，弹敲在后枕部，此时耳内会有"空"的声响，如此重复弹敲 9 次或 18 次，然后双手掌用力按压耳道，稍停后快速松开双掌，此时耳内会有"放炮样"的声响，如此反复 9 次。

功效 聪耳补肾。

2. 健目操（1）

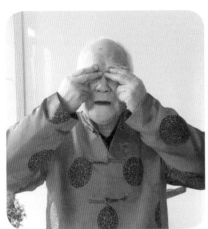 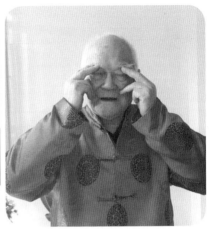

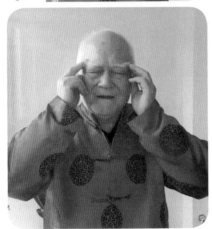

选一个安静的地方，摒弃杂念，全身放松。

两手食指和中指分别沿两眼内眼角、上眼睑、外眼角、下眼睑至内眼角打圈，反复9次。

同样方法，沿内眼角、下眼睑、外眼角、上眼睑至内眼角打圈，反复9次。

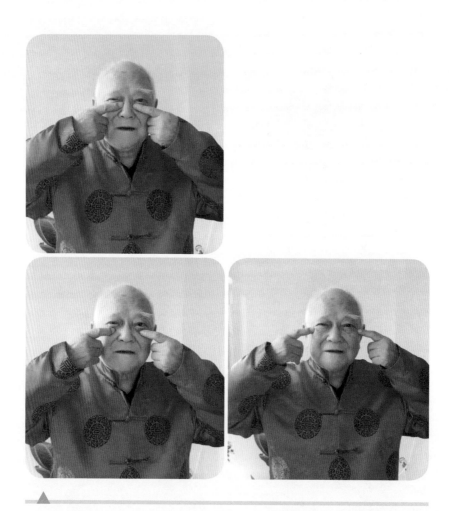

用双手食指分别按摩双眼下眼睑承泣穴，由内向外，反复9次。

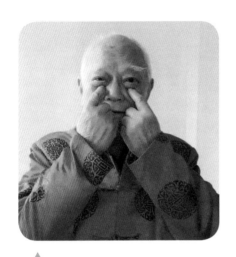

最后用两食指分开微用力向内按压承泣穴约 18 秒。

功效　明目疏肝。

健目操（2）

　　能增强目力，解除视疲劳，防治近视、远视、老年白内障等各种目疾（急性青光眼或严重眼疾者慎练）。

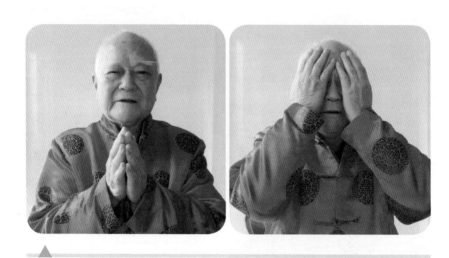

预备式： 两掌互相摩擦，搓热后将两手掌心放置在两眼上，使患者有温热的舒适感。重复操作 3～5 次，对于用眼疲劳、视力不佳者可多做几次。

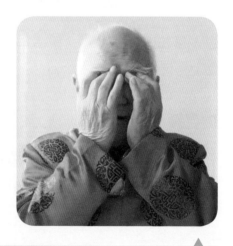

正按式： 闭目片刻，两手互相摩擦至热，然后将食、中、无名 3 指并齐，分别置左右眼睑上，使中指正对瞳孔，接着 3 指同时轻按眼球，使之有轻微胀感后放松，如此按松 12～36 次。

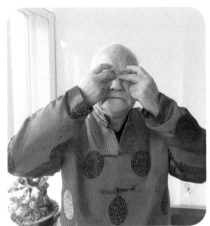
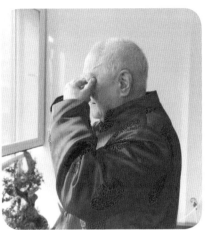

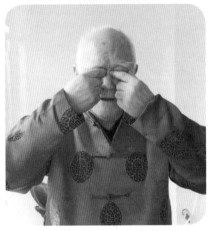

侧按式： 用左或右手拇、食（或中指）2 指，张开如钳状，各按两眼之外眼角处，同时向中间相对地轻轻用力推按，使有胀感后放松，如此按松 36 次。

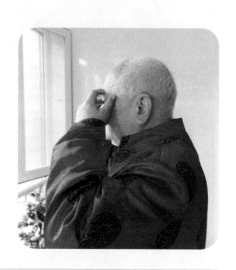

下按式： 用两手食指分别按同侧之鱼腰穴（位于瞳孔直上的眉毛中），拇指按太阳穴（位于眉梢与外眼角之间向后约一横指的凹陷处），中指按睛明穴（眉毛内侧端下方眼眶处），3指同时用力向下向内按压眼球和穴位，使之有轻微胀感后放松，如此按压36次。

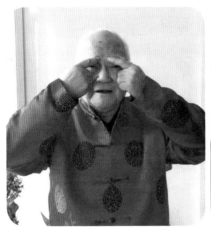

▼ 点按攒竹

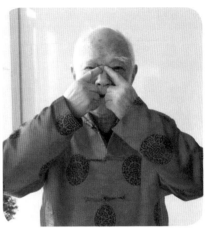

▼ 点按睛明

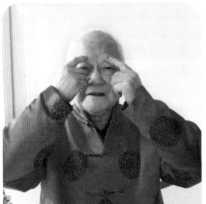

▼ 点按鱼腰

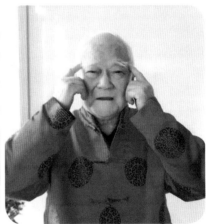

▼ 点按太阳穴

收功：轻柔地点按攒竹（位于眉毛内侧端）、睛明、鱼腰及太阳穴，持续数秒或半分钟。左右运目数次后，张目远望片刻。

功效　疏肝明目。

3. 健鼻操

能增强和恢复嗅觉，促使鼻息通畅，可预防感冒，治疗鼻炎。

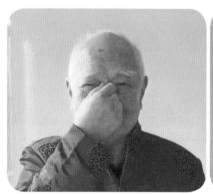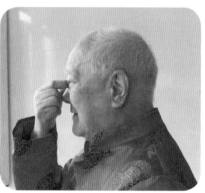

鼻外法：用左或右手之拇食指如夹状，放鼻根两侧，用力向下挤按，至鼻翼时，稍增加力量提挤人中穴片刻。由上而下挤按 36 次。

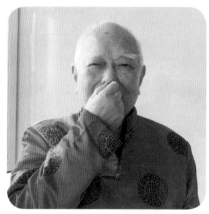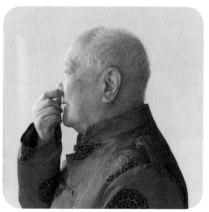

鼻内法：继上法将拇、食指伸入鼻腔，夹住鼻中隔软骨，轻轻下拉 36 次。

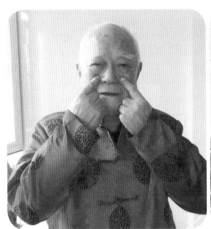
▶ 点按四白穴

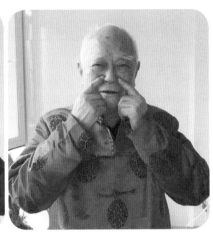
▶ 点按迎香穴

点穴法： 用双手拇指指端持续用力，作用于四白穴（位于瞳孔直下，正对鼻翼处）和迎香穴（位于鼻翼旁凹陷处），以局部酸胀感为度，持续数秒或半分钟。如眼痛眼涩可重按四白穴，如鼻塞流涕可重按迎香穴。

功效　益肺通鼻。

4. 叩齿健舌操

能生津化气，使精气上达脑户，下达丹田。

叩齿： 先闭口上下牙齿轻轻叩击 36 次，可固齿强肾。

健舌

▶ 选一个安静的地方，摒弃杂念，全身放松。

▶ 用舌头沿着上下齿与唇颊之间的牙龈先顺时针转动约 9 次，再逆时针转动约 9 次。

▶ 微用力将舌头伸至嘴外，反复约 9 次。

▶ 用舌头舔至上颚，顺时针转动约 9 次，再逆时针转动约 9 次。

▶ 最后深呼吸，反复约 9 次。

功效 锻炼大脑，防治老年痴呆。

5. 健面功

　　本法充分运动面部肌肉，可防治颜面衰老、面神经麻痹、牙龈炎和其他口腔疾患。

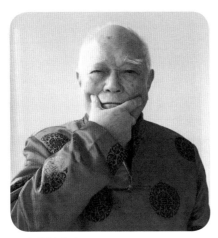

▶ 夹住地仓穴

▲

尽量张口，用左手（或右手）拇指和食指成钳髓状，用力夹住左右口角之地仓穴。如此松按 36 次。

再承上式，尽量闭口内收，两指旋转摆动口唇 36 次。

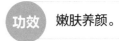

功效　嫩肤养颜。

　　最后，双手掌心搓热，从下往上，从内到外做摩面洗脸动作，共 9 次。

　　头面五官的按摩保健如能长期坚持，效果是明显的。如今的李老面部皮肤白里透红，耳聪目明。李老说他现在经常看智能手机上的文章，除了最后两个槽牙是假的，满口牙齿都很健康，每餐还能吃一些豆类，甚至有时还吃油炸的锅巴，这与他长年如一地坚持自我按摩保健密不可分。

三、伸展操

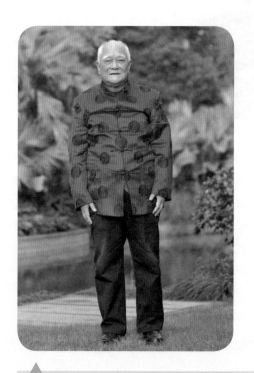

　　选一个安静的地方，摒弃杂念，全身放松，双脚轻轻分开，与肩同宽。

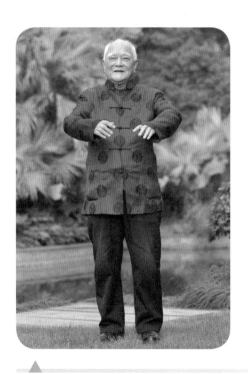

双上肢呈水平位，手指并拢，掌心朝下。

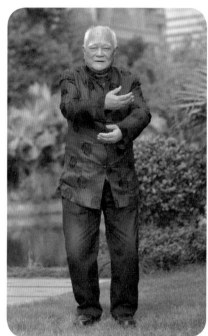
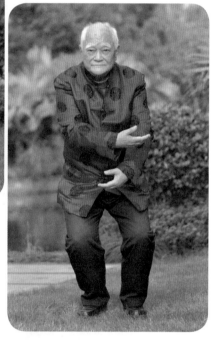

双手划向中线的同时，双膝微屈做下蹲动作。

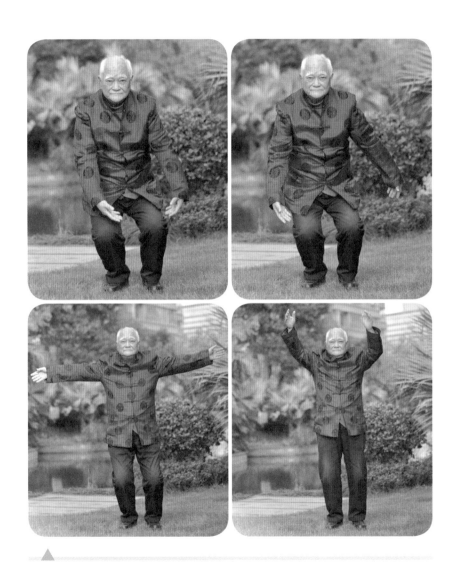

再缓慢站起，双手掌仍然向下，但缓慢划向两侧，至水平位时身体直立，反复 9 次。

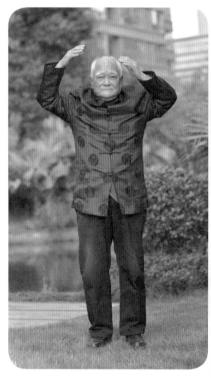
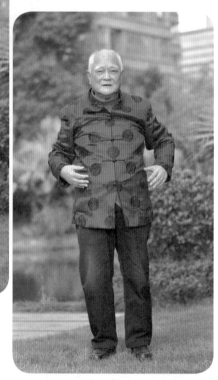

手指并拢掌心向上，其余动作同上，反复9次。

双手从下垂位划向中线的同时上提，掌心向下，经腹部、胸部，上升到头顶处两手自然分开、上臂向两侧伸展，缓慢下降，双臂放至身体两侧，同时手掌心自然贴在大腿外侧，反复9次。

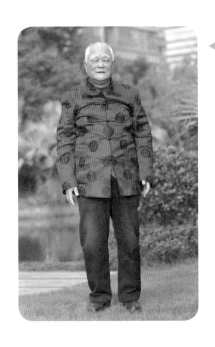

双手回归中线合十缓慢下降到脐部分开，双手自然放至大腿两侧，收功。

功效　疏通三焦，运行气血。

四、颈背腰部保健操

护颈操

李老 50 来岁查出了严重的颈椎病，颈部强痛，活动受限，一转头就会牵扯到手臂胀痛发麻。当时拍了 X 线片，放射科的医生看了之后说，他的颈椎已经老化得和七八十岁老人的颈椎差不多了。痛定思痛，自此以后，李老开始改变自己读书、工作的不良习惯，同时开始进行自我按摩、锻炼，日复一日，颈椎病竟然慢慢地不治而愈了，后来基本上再也没有出现严重的疼痛麻木症状。李老全套的颈椎保健动作顺序如下。

1. 疏通头部

做头部疏通经络法 3 遍（具体操作见头部保健法第 3 式：通经络）。

2. 疏通颈部

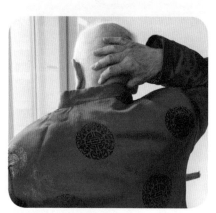

▶ 右手指按左风池

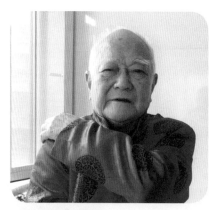

▶ 左手按压右肩峰

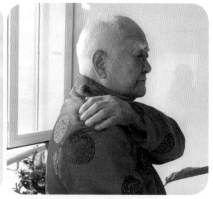

右手按左颈部，左手按右颈部。先以右手四指指腹从左风池穴到左肩峰端，依次按揉，从上到下为一次，反复 3 ~ 6 次。

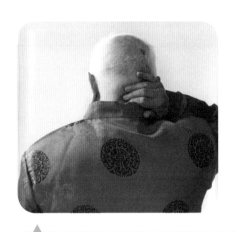

然后以右手四指指腹按揉右侧颈部 3～6 次。

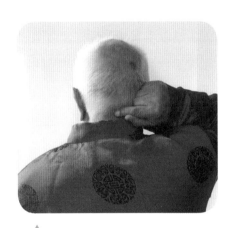

最后微微低头，从风府穴往下按揉或者横向弹拨，直至大椎穴（低头时后颈部隆起最高的骨头处），3～6 次，左右手按揉均可。

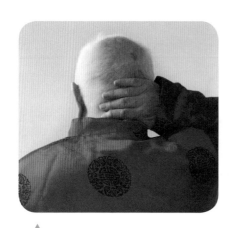

按揉弹拨力度以局部有酸胀感为佳，如遇见痛点或自觉肌肉有条索状或硬结状的部位，则可多点揉几次。

风池、风府穴简易取法：微微低头，以手掌紧贴后枕部慢慢往下滑动，当滑动到头颈交界区时，手掌下会感觉到有 3 个凹陷的地方，中间的凹陷处就是风府穴，两边的凹陷处就是风池穴，风池穴是一对两个，风府穴是一个。

3. 前屈后伸

先仰头看天，眼睛注视上方，稍停片刻后，慢慢回正，再低头看地，眼睛注视下方，稍停片刻，慢慢回正。低头时，下颌尽量向胸骨部位靠拢，仰头时可微微挺胸，使胸廓尽量打开。一仰一低为一次，可做 6~9 次。

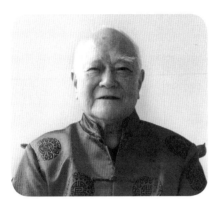

▬ 准备式

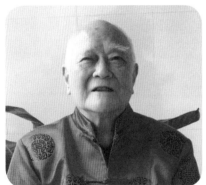

▬ 向上看

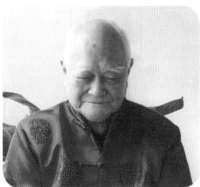

▬ 向下看

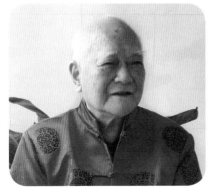

▬ 向左看

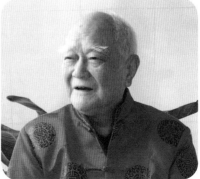

▬ 向右看

4. 左右旋转

颈部左转，向左、向后、向上慢慢旋转，至最大限度为止，眼睛朝左后上方注视，稍停片刻，头部回正；然后向右、后、上方向旋转，眼睛随之转到，注视右后上方，到极限后，稍停片刻，慢慢回正。反复6~9次。

5. 左右侧屈

头部先向左侧肩膀靠近，耳部尽量靠近肩膀，肩膀放松，不可耸肩，至最大限度时，稍停片刻，头部慢慢回正。然后头部向右侧肩膀贴近，至最大限度，稍停后，回正。

6. 结束动作

以手掌轻轻拍打颈部正中线及双侧至肩部，反复3~6遍，以肌肉放松为主。

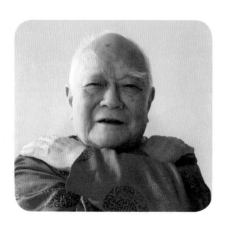

前屈后伸、左右旋转、左右侧屈 3 个动作，建议坐位锻炼，要求头的旋转幅度尽量大，但速度必须稳、慢。颈椎病急性发作或头昏时避免锻炼。

锻炼时建议坐在靠背椅上进行，防止颈部运动不当引起头晕造成摔倒。锻炼过程中如有不适反应需及时停止锻炼。

如有上肢疼痛麻木，可结合上肢部经络拍打锻炼法两者同时进行。

腰部需暖背常敲

　　背腰部分布着足太阳膀胱经和督脉经。脊柱正中线是督脉，脊柱到肩胛骨内侧之间分别又有两条经脉线，其中一条位于脊柱正中和肩胛内侧缘中点的一条竖线，另一条则是沿肩胛内侧缘的一条竖线，从背部直到腰部。左右各两条，因此，膀胱经在背部有四条线。

　　足太阳膀胱经是全身阳气最旺盛的一条经脉，督脉又称"阳脉之海"，因此，人体背部是阳气最旺盛的位置。如果当背上经常出现发凉畏冷的感觉时，就要警惕身体的阳气已经不足了。

　　背部养生的基本原则是保暖，如《养生四要·慎动》中记载："背者五脏之附也，背欲常暖，暖则肺脏不伤。"李老除了"保暖避风晒太阳"的背部保健原则外，还时常进行背腰部按摩保健锻炼。

1. 捶背按摩法

用橡胶锤沿着背部五条经脉线由上向下轻轻敲打叩击，先中间，后两边，逐条经脉敲打 3～6 遍，或双手握空心拳，以拳眼从背部向腰部逐条经脉进行捶打，每条经脉捶打 3～6 遍，捶打时要快慢适中，刚柔相济，力度以能使身体有震动感而不感到疼痛为宜。"背部有多个与全身脏腑相关的穴位，是运行气血，联络脏腑的通路。适当捶打背部，可以振奋阳气，疏通经络，促进气血运行，调和五脏六腑，起到消除疲劳、宁心安神的作用。"

2. 背部撞击法

站立位，选择墙壁、树、圆柱状物体，以后背轻轻撞击，撞击时背部放松。先撞击正中督脉，然后分别撞击两侧膀胱经，每条经脉线路可撞击 36 次，力量不宜过大，不可选择棱角不平或者尖锐的物体撞击，否则容易受伤。

捶背和撞击法简便易行，不受时间地点限制，久坐久站感到疲劳时，不妨捶捶背，撞撞墙，"对于放松肌肉，消除疲劳，防止一些慢性疾病和腰背劳损的发生有很大的好处。"

3. 擦腰强肾法

双手搓热，分别以手掌紧贴双侧腰眼部皮肤，温熨片刻后，从上往下，来回搓擦，力量可以稍大，搓至腰部微微发热为度。此法可以强腰补肾，对于腰痛、腰酸、畏冷有益。

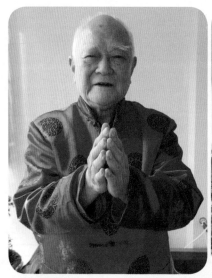 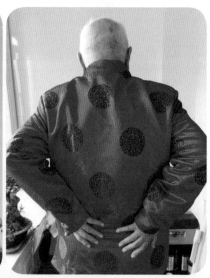

▼ 双手搓热　　　　　　　　　　　▼ 双手贴双侧腰眼

腹背操

1. 腹背内功

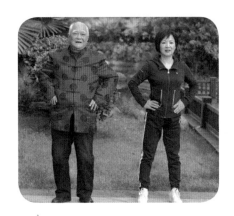

选一个安静的地方，摒弃杂念，全身放松，双脚轻轻分开，与肩同宽。

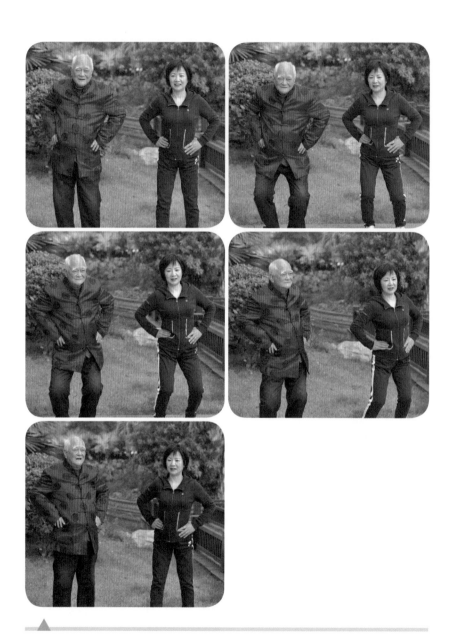

想象腰部有一个呼啦圈，呈水平位，腰部向左旋转摆动 36 圈，再向右旋转摆动 36 圈。

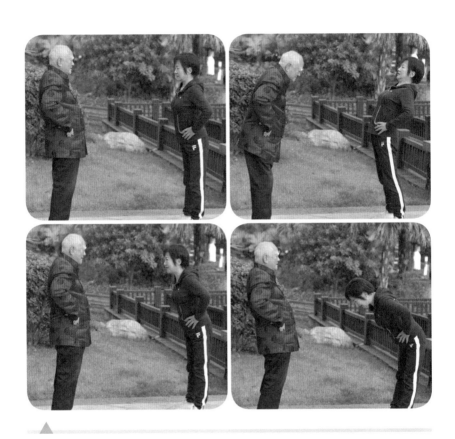

想象有一个大的呼啦圈呈垂直位，位于前后正中线上，转动呼啦圈，向前转 36 圈，再向后转 36 圈。

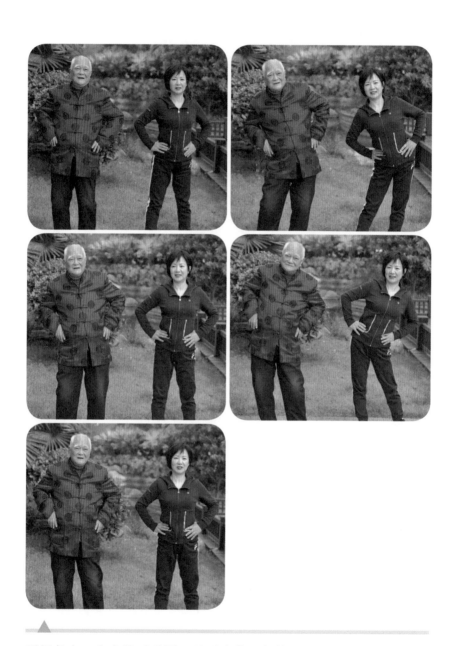

再想象有一个大的呼啦圈，呈垂直位，但位于左右径之面上，向左转 36 圈，再向右转 36 圈。

2. 按摩腹部

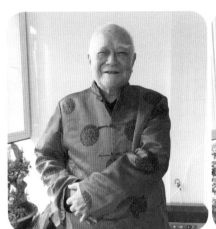
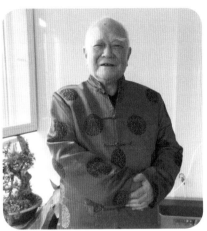

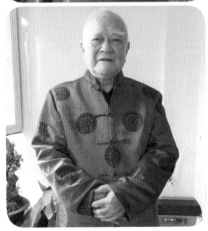

功效　贯通诸脉，气血流通，补肾强腰。

站立位、仰卧位或坐位，全身放松，左手在上右手在下相互交叠置于肚脐，微用力按压后快速抬起，反复9次。左手在上右手在下相互交叠置于肚脐，以肚脐为中心，顺时针按摩9圈，后由小到大逐渐扩大至全腹约9圈。

同样方法，逆时针按摩，以达到活动整个腹部内脏的目的。

五、胸腹胁肋保健操

胸腹部分布有足太阴脾经、足阳明胃经、足少阴肾经及任脉的腧穴，胁肋部又分布着肝胆经。任脉为"阴脉之海"，有调节诸阴经经气的作用。肾为先天之本，脾胃为后天之本，肝胆主疏泄。因此，胸腹胁肋部经脉的疏通对于健康延年有着重要的意义。李老早年患有高血脂、冠心病、糖尿病、顽固性腹泻等疾病，中医认为，这些疾病都与脾、肾、肝胆有关，因此，李老对于胸腹部的保健养生尤其有心得。

膻中胸胁强心肺

胸部属于上焦。胸腔内分布着心脏和肺脏。中医认为，胸前分布着任脉及胃、脾、肝、肾等联络全身的经脉。《修龄要旨》中记载："胸要常护。"《老老恒言》中记载："夏虽极热时，必着葛布短半臂，以护其胸。"说明胸部的保护以保暖避寒为主，此外，还要加强胸部的各种锻炼，李老认为，通过擦胸、拍胸、扩胸等保健动作，可达到宽胸理气、活血提神、养护心肺、延缓衰老的作用。

1. 叩胸操

膻中穴属任脉，在胸前正中线的胸骨上。平卧时，在两乳头连线的中点，女子可于平第四肋间隙的胸骨上定位。"膻中者，为气之海。"道家称为"中丹田"的位置。膻中穴位于胸部心肺之间，是人体宗气会聚的地方，因此，和心肺功能有着密切的关系。同时，人体的胸腺也位于此处，"人体最先衰老的两个地方分别是胸腺和足部。"李老介绍，"通过对膻中穴的拍打按摩，促进气血循环、经脉通畅，不但可以增强心肺功能，还可以推迟衰老，延年益寿。"

具体操作：两手手指交叉，竖起两根拇指，然后用合起的"大鱼际"，向后轻重适度地击打胸骨的"膻中"穴。可连续做 36～72 次。击打时，口唇应微微张开，使气从口出。击打完毕后，双手掌搓热重叠放置于膻中穴区（掌心最好紧贴皮肤或薄内衣），左手在内，右手在外，围绕膻中穴先顺时针旋转按摩 18 圈，再逆时针旋转按摩 18 圈，再以手掌轻拍膻中穴 36 次。

禁忌证

安装心脏支架者、有心绞痛及心肌梗死者、有先天性心脏病者，忌叩击。

功效　舒心益肺，补益宗气，洪亮声音。

2. 扩胸操

捶胸： 站立，全身自然放松，冬天宜脱掉棉衣，双手握拳，先用左拳捶右胸，由上至下，再由下至上。然后再用右拳捶左胸。上下算一次，左右各 18～36 次。捶胸后，接着捶几下背，深呼一口气或长啸一声，更有助于呼吸吐纳。老年人可由别人同时捶背部，效果更佳。捶胸时动作要先慢后快，快慢适中，不要过猛。

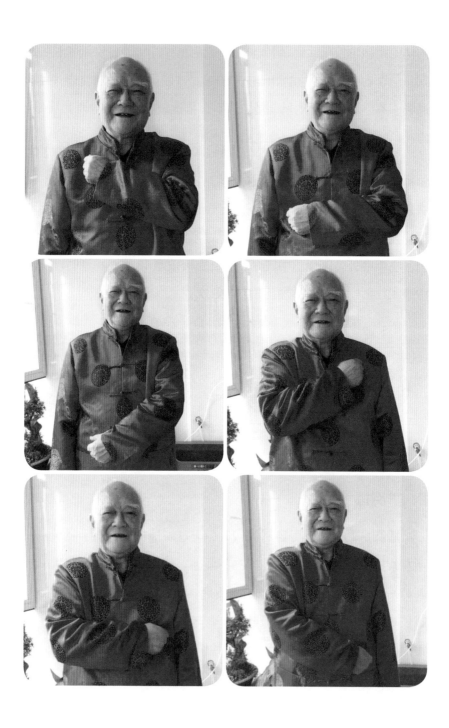

扩胸：扩胸直立，双手在背后相握，挺胸。

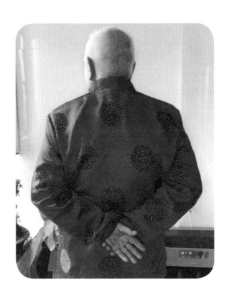

呼气时收缩小腹，身体向前屈，双手尽量向上举高，吸气时身体还原。反复做 9～18 次。初练者或中老年人可双腿分开，与肩同宽，或左右腿置于一前一后姿势，同步增加平衡锻炼。

通过对胸部的拍打和呼吸运动的配合，可以促进心肺的气血循环，增强心肺功能。

功效　扩胸补肺，止咳化痰，补益宗气。

3. 推擦胁肋理肝胆

胁肋部为肝胆经循行的部位，因此，对胁肋部进行推摩按擦可以疏肝利胆，调畅气机，促进气血调和。

操作：双掌搓热后，分别贴于两侧胁肋部，掌指朝前，从后向前沿肋骨方向用力推擦，自上而下进行，反复搓擦，以局部皮肤发热为度。

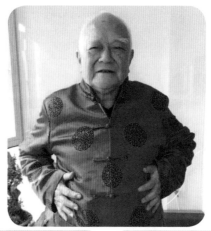

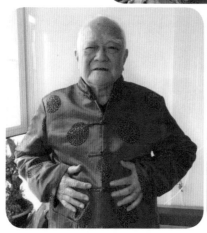
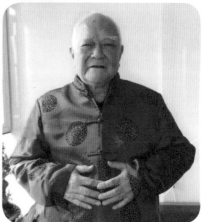

　　李老自患上冠心病后，就开始用这套胸肋部拍打按摩方法，坚持了 30 余年，虽然体检还有血管硬化，但平时并没有什么不适的症状，80 多岁还去西藏游玩，心肺功能可谓强大。去年检查发现右肺小结节，怀疑肺癌，北京的医院建议手术治疗。李老拒绝后，每天在原来胸部保健按摩的基础上，对右肺结节的位置进行重点拍打，拍打后以手掌在局部做顺、逆时针按摩，配合口服自制的中药，坚持了半年多，如今复查，发现结节竟然消失了。李老强调："对于安装了起搏器或者支架的一些心脏病人，不能直接进行拍打锻炼，可改为以手掌按摩膻中和双侧胸部（见图揉按胸部），同时配合一些呼吸功能锻炼。"

健脾补肾摩腹操

腹部不仅包括脾、肝、肾三脏和胆、胃、大肠、小肠、三焦、膀胱六腑，而且还与心肺二脏有着密切的关系。另外，十二经脉和奇经八脉的循行、分布均与腹部有着密切的联系，由于脏腑和经络均与腹部关系密切，所以腹部按摩保健可疏通经络，进而对五脏六腑的气血发生影响，起到调节脏腑功能、平衡阴阳、治疗疾病的目的。

说起腹部保健，李老还有一个曲折的故事。当年独自一人刚调到省城工作的时候，饮食没规律，工作也非常紧张，李老的身体很快就出现了问题。不想吃东西，腹泻像水一样，一天要拉五六次，而且他拉肚子还有个特点，就是每天早上四五点，鸡打鸣的时候，肚子就开始发胀，咕咕作响，腹痛，马上就要拉肚子。那个时候，厕所都在外面，所以一大早就得披着衣服，出去找厕所，非常地着急，拉完再跑回来继续睡。有时候要来回跑几次，特别地痛苦。当时，李老也给自己开了调理脾胃的药物，但是疗效总是时好时坏。一来二去，这腹泻就持续了大半年的时间，体重一下掉了 20 多斤，圆脸变成了长脸，面黄肌瘦。这让来看望他的家人特别担心。

看到家人的担心和自己的身体状况，李老也开始担心，"脾主运化，脾既能把水谷精微输送到周身各处，又能将代谢垃圾传输到排泄系统，一旦脾的这种作用有障碍，就会出现腹泻，这说明脾的气力虚弱了，而脾虚时间长了，还会累及肾，自己每天早上四五点钟腹痛腹泻，属于'五更泻'，《张氏医通》里有记载'五更泻，是肾虚也。'自己才时值壮年，却已经出现了脾虚和肾虚的兆头，这必然会大大影响自己的身体健康。"可那又怎么办呢？"'虚则补之。'既然是脾虚、肾虚，那肯定就得想办法补！"

怎么补？李老的方法不是药补，而是通过按摩来补。说起按摩，李老回忆到："腹泻一开始常出现腹痛不舒服，就自然而然地用手去按摩肚子。肚子里感到有寒气一样，按摩一下就觉得暖烘烘的，也感到特别舒服。"从那时开始，李老就开始有意识地进行了腹部按摩。有时候顺着揉，有时候反着揉，有时候大面积地揉，有时候小面积地揉。按摩肚子带来的那种舒服的感觉，让李老很受用。于是，他开始慢慢总结改进按摩方法，同时又增加了点穴按揉。随着方法的完善和时间的推移，慢慢地，效果就出来了，大便从一天几次，到两次，后来基本上一天一次，也不一大早就匆匆往厕所跑了，脸也红润了，精神也好了，饭量也就慢慢的正常了。前后也就两个多月的时间，每天早晚按摩各一次，每次十几分钟，就这样，李老治好了自己的顽固性腹泻。李老这套动作一直在勤练不辍，至今已有 40 多年，他认为："这套动作不仅是治腹泻，它主要的功能是健脾胃，助消化，补气血，补肝肾，对于祛病延年是大有好处的。"

具体操作方法如下。

健脾： 揉腹一般选择在夜间入睡前和起床前进行，排空小便，或坐或卧，双膝屈曲，全身放松。双手搓热，左手按在腹部，手心对着肚脐，右手叠放在左手上。以肚脐为中心，先按顺时针方向，绕脐揉腹 36 次，再逆时针方向按揉 36 次，按揉到中脘、左右天枢穴时，点揉一下这几个穴位，按点结合。按揉时，用力要适度，精神要集中，呼吸要自然。

补肾： 健脾动作结束后。继续一手在前，一手在后，前手掌心紧贴关元穴，后手掌紧贴命门穴，同时做顺、逆时针方向按揉各 36 次，然后以两掌心分别轻轻拍打两穴数十下。

对于穴位的作用，李老解释道："中脘穴，位于胃的附近，在腹部正中线上，肚脐正上方四横指的位置，它是胃经的募穴，募穴是经络中气血最充足的地方，也就是说，中脘穴是胃经中气血最充足的地方，中医古籍中说它'一切脾胃之疾无所不疗'；而天枢穴呢，是大肠经的募穴，在肚脐旁边，平肚脐高度，肚脐两旁旁开三横指的地方，中医以肚脐为界，之上为天，之下为地，而天枢穴呢，处天地交合之际，是升降清浊的枢纽。升清降浊，指的就是人体对食物中营养和糟粕的消化与分配，按压天枢穴，能强化升清降浊的功能。长期'揉'腹部和'按'中脘穴、天枢穴，自然有助于帮助补后天之本——脾恢复运化功能，腹泻自然就会缓解。"

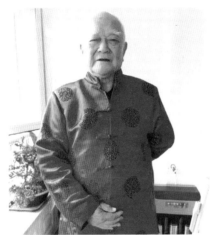
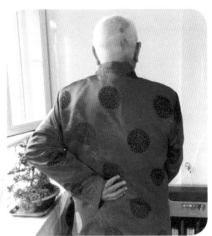
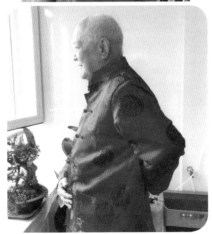

　　"五更泻属肾虚，肾虚的话，这两个穴，一个关元一个命门，专门是补肾的，作用特别好。""先说关元，关元者，关藏元气，在腹部正中线上，肚脐下面四横指的地方，也就是以肚脐为参照，横四指，下面就是关元穴，关元穴也叫下丹田，是脾经、胆经、肾经和任脉四条经脉交汇的地方，气血非常充足，下腹部的气血都是通过关元输往肾经的。所以，按揉这里，可以补充肾气。懂养生的大文豪苏东坡写过诗句：'可怜病士西窗下，一夜丹田手自摩。'可见关元自古就是养生要穴。再说命门穴，它就更重要了，命门者，生命之门，在和肚脐相对的正后方的第2节腰椎上，是督脉上的要穴，督脉总督的全身阳气都是通过命门穴进入肾，按压这里，就可以补充肾阳。所以古代讲究养生的人，每年冬季都会灸命门穴。"

按摩点揉的这4个穴位中，中脘、天枢是健脾和胃，关元、命门滋补肾气。这套按摩点穴动作李老坚持了40多年，不仅治愈了腹泻，还给他带来了出人意料的效果。李老自豪地说："你看我这个肌肉都很结实，中医讲脾主肌肉，我这个脾很健康啊，所以肌肉很坚实，另外我牙齿也比较好，中医讲，齿者肾之标，骨之余也。肾是作强之官，说明我这个作强之官还是蛮旺盛的。"

李老的这套动作不仅治腹泻有效，治便秘效果也很好，李老曾经有好多便秘患者都通过练习这套按摩得到了痊愈。"便秘的患者除了坚持长期练习这套动作外，还要养成每天定时上厕所的习惯，即使没有便意，也要去厕所蹲一下，培养便意。"这是李老叮嘱便秘患者的又一个诀窍。

六、四肢经络保健操

　　五脏六腑加上心包经共组成手足十二经脉系统，来对全身的气血津液进行输送。十二经脉在四肢部位的分布都有明显规律，手阳经分布在手臂的背侧，其中大肠经在食指处靠前，三焦经在无名指处，居中，小肠经在小指，靠后。手阴经分布在手臂的内侧，足阳经胃经在下肢前面，少阳胆经在外侧，足太阳膀胱经在后侧，阴经（肝、脾、肾）分布在下肢内侧。手足十二经在四肢末端进行交汇衔接，一般来说，交汇衔接和关节的位置经气容易阻塞。因此，四肢的保健不仅要疏通四肢经络，还要使四肢末端的经气能衔接流畅，如此才能顺利协调人体脏腑气血，达到治疗疾病、健康延年的目的。

四肢操

1. 拍打四肢

　　站立位，全身放松，先双手合十拍打（类似鼓掌）36 次。

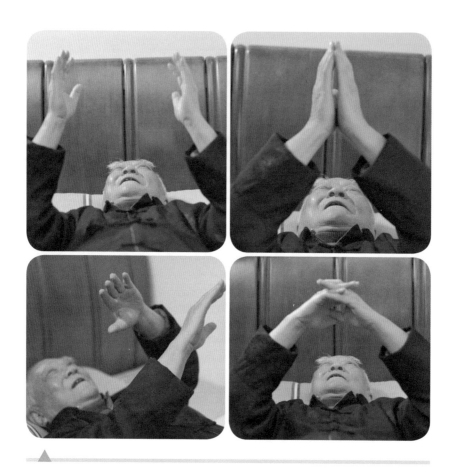

用左手的手掌拍打右手的手背，反复 18 次。

用右手的手掌拍打左手的手背，反复 18 次。

双手手背相互拍打 18 次，再缓慢分开。

双手手掌沿腰以上部位开始用适当的力量由上而下，经臀部、大腿外侧、小腿外侧拍打，反复 9 次。

由右手掌沿着左手背部、前臂、上臂外侧、肩部上下拍打，反复 9 次。

左手掌沿着右手背部至前臂、上臂外侧、肩部上下拍打，反复 9 次。

功效　疏通四肢经络，行气止痛。

2. 踢伸腿部

在床上仰卧位，全身放松，手臂伸直在身体两旁。两脚举起，膝部弯曲成 90 度，稍用力向前踢伸，回落至床面，反复约 9 次，以锻炼髋关节、膝关节及大小腿肌肉群。

功效　疏通下肢筋骨，防治下肢疾患。

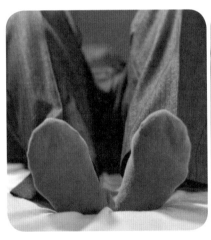
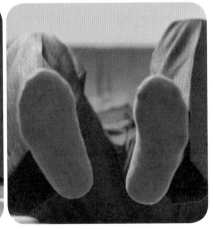

3. 旋转足部

双足趾微屈，以足跟为中心，逆时针转动 9 次，再双脚大踇趾相互叩击 9 次，以锻炼足部各个关节。

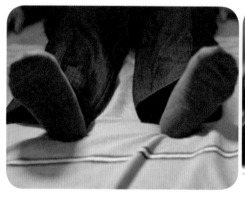
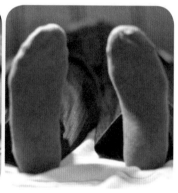

> **功效** 疏通下肢筋骨，防治双足疾患。

4. 摆动踝部

在床上仰卧位，全身放松，慢慢抬起右脚，右足足跟紧贴于左无名趾、小趾之间，右脚用力带动左脚向右摆动 9 次，以锻炼左足踝关节。左右脚互换，同样方法，以锻炼右足踝关节。

> **功效** 疏通下肢筋骨，防治双足疾患。

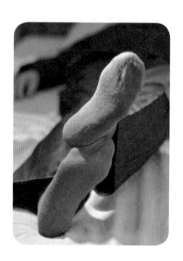

上肢部按摩保健操

1. 肺与大肠可排毒

在五行中，肺与大肠同属于金，肺属阴在内，大肠为阳在外，二者是表里关系，我们知道肺是负责纳清吐浊，大肠负责传导糟粕，因此，大肠经的邪气容易进入肺经，当然肺经的邪气也会影响到大肠经。大肠经出现问题，有的人会出现雀斑、酒糟鼻，有的人会腹泻、腹胀、便秘。如果这时候没有采取措施阻止外邪的进攻，外邪就会长驱直入进入人体的内部——肺经，这时就会出现较为严重的肺病。所以，通过拍打按摩肺与大肠经，既可以排毒通便，又能增强肺的功能。

大肠经很好找，只要把手臂自然下垂，掌心贴着大腿外侧，从食指到肩前的一条连线就是大肠经。然后把掌心朝前，从肩前到大拇指手掌侧大鱼际的一条连线就是肺经在手臂的运行路线。

拍打时，左手臂自然下垂，掌心朝大腿方向，右手握空心拳，以小鱼际敲打左臂，从食指往上敲打，直到肩前。然后左手掌心向前，右手空心拳从肩前沿肺经向下敲打，直到大鱼际。如此为一个循环，共敲打9次，接着换左手敲打右臂大肠经和肺经，共9次。敲打时以敲打部位有酸胀的感觉为度。因为经气在关节的位置容易堵塞，所以遇到腕关节、肘关节和肩关节有酸胀感的位置可以多敲打几次，以助经气过关走节。

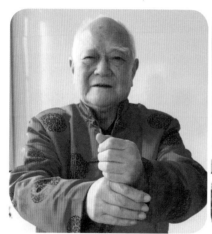

▶ 左拳敲打食指　　　　　　　　　▶ 左拳敲打前臂

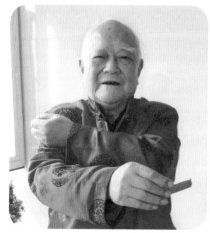

▶ 左拳敲打上臂

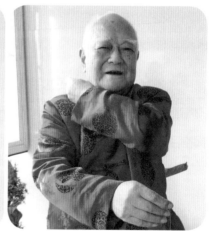

▶ 左拳敲打右肩

2. 小肠经能缓肩背酸

　　长期坐在办公桌或电脑前的上班族们肯定都有过这样的体会，只要坐的时间一长，颈肩部就会发紧、发酸、疼痛，后背肌肉僵硬、酸痛，站起来活动活动，敲敲疼痛的地方就会好一些。但这只是暂时的，过一会儿疼痛还会照旧。

这主要是由于长期伏案工作，肌肉关节软组织得不到锻炼，而且经常一个姿势保持很久，造成部分肌肉长期紧张，得不到应有的休息，而另外一些肌肉又长期休息，得不到锻炼，肌肉之间变得不协调而造成的所谓的"颈肩综合征"。所以每个奋战在电脑前的上班族们一定要予以重视，不能无视这些小毛病，否则这些小毛病会酿成"大祸"。

那么怎么治愈颈肩综合征呢？很简单，除了做一做颈部的保健功法外（见颈背腰部保健操），那就是敲敲小肠经，又称肩经。小肠经分布在肩胛骨到小指的指背侧，也就中手臂背面靠近小指的那条线。配合一些肌肉锻炼，那些不爽的感觉自会消失。

首先，左手搭在右肩，以右手握空心拳，从小指沿着小肠经向肩胛骨方向捶打，反复 9 次，然后换左手锤打右侧小肠经。也可以配合按揉、推捋和拿捏，放松沿线的肌肉等软组织，通经活血，消除肌肉的僵硬感。如果方便的话，最好两个人再相互推捏一下肩胛区和颈肩部，从中间向两侧按摩，力量可以由轻到重。这样反复操作 5 分钟左右，就能感觉到整个背部有一种温热感直透皮下，肌肉紧张造成的酸痛感觉很快就消失了。

3. 拍打三焦气血顺

三焦经主一身之气，保持三焦经通畅，则人体气机顺畅，不易生病，还可以缓解积食、气血瘀结等问题。三焦经在大肠经和小肠经之间，起自无名指尺侧（靠近小指侧），上到肩头，是三焦经在上肢的分布路线。

方法： 拍打三焦经比较简单，用对侧手掌从手背、手腕开始，沿着手臂背侧，经肘尖至肩头行走路线向上拍打。有痛点和关节的地方可以多拍打。拍打完后再换另一边，每侧拍打 9 次。

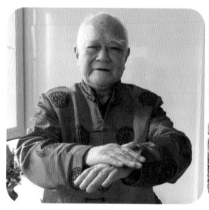
▼ 右手掌击打左手背

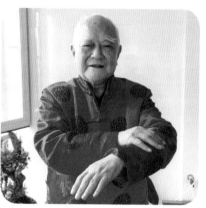
▼ 右手掌拍打前臂

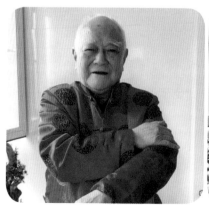
▼ 右手掌拍打上臂

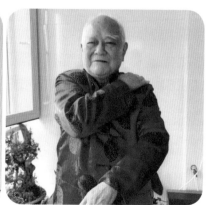
▼ 右手掌拍打肩部

4. 搓手拍掌促血行

搓手：两手掌心相对摩擦至热，用一手拇、食，二指指面捏抹另一手的手指，从指根抹向指尖，五指依序进行一遍，再用一手掌擦另一手的掌背，双手交替进行，最后使两手相合，使两手掌心互相摩擦至热。手离心脏较远，血液循环较差，搓手可以促进局部血液循环，增进手部皮肤的新陈代谢和营养供应，还能健脑。本法有活血润肤、安神之功效，可防治手部皮肤粗糙、干枯少泽、冻疮、手指麻木、失眠等疾病。

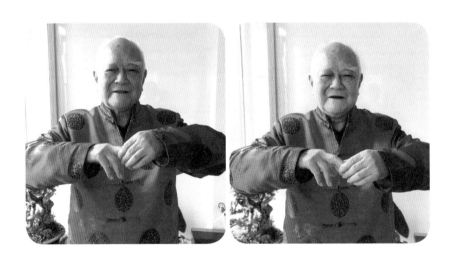

拍掌法：将十指分开，掌心对掌心，手指相对或交叉，均匀拍击，尤其注意掌心一定要拍击到。刚开始时力度可以稍微轻些，之后逐渐加重，以自身手掌能承受的疼痛度为准。早晚各一次，每次5～10分钟。亚健康人群可以适当延长，不超过半小时。建议在早饭前或晚饭后半小时进行，若能边行走边拍手最好。拍打手部可促进气血通畅，增加身体热度，从而增强体质，坚持拍手保健还能让头脑更清明。

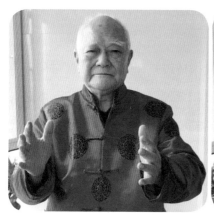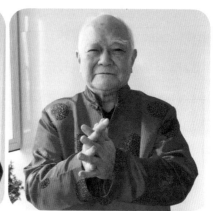

5. 抖腕捻指通经气

抖腕法：一手放松，另一手先横握其腕部，拇指在上，放在腕部稍上方，余四指在下，抵住掌根部，上下协调用力，使被握一手的腕关节做轻快柔和的波浪式屈伸活动。本法有滑利关节，通经走气的作用，可治疗腕指酸痛、手指麻木等症。

捻指法：用一手的拇指和食指相对合，捏住另一手的手指两侧，进行缓慢柔和的搓揉，如同捻线状。由指根捻到指端，从小指开始依次而捻，每个指头可搓揉 3～6 次，两手交替进行。

人体十二经脉"根"于四肢末端，"结"于头、胸、腹部，手指端属六条手经的"根本"，与头、胸部及其内脏器官的关系相当密切。施行本法，可防治手指麻木、活动不利及相关的内脏病变。

下肢部按摩保健法

1. 腰腿痛取膀胱胆

　　膀胱经是人体经脉中最长的一条，起于内眼角的睛明穴，止于足小趾尖的至阴穴，循行经过头、颈、背部、腿足部，左右对称。膀胱经在下肢部分位于后侧，从大腿根部经腘窝、小腿肚、外踝到小趾外侧是其在下肢部的循行路线。而胆经在下肢部分则位于外侧，从大腿外侧、小腿外侧及足背外侧到无名趾是胆经在下肢分布的路线。和颈椎病一样，腰椎间盘突出症也是办公室人群的高发病。而腰椎间盘突出症引起的坐骨神经痛正好是中医所描述的膀胱经和胆经的位置。因此，对膀胱经和胆经的保健，不但可以治疗本经产生的病证，如发热头痛、鼻塞、眼痛、胁痛等，还能治疗腰椎间盘突出症引起的坐骨神经痛。

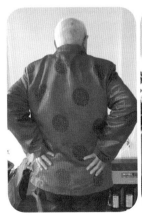 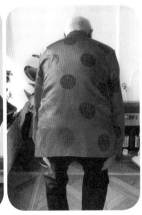 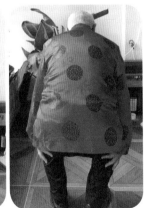

▼ 双手拍打臀部外侧后缘　▼ 双手拍打大腿外侧后缘　▼ 双手掌拍打小腿外侧后缘

拍打膀胱经：坐位或侧卧位，也可以站立位。双手握拳，以拳心敲打，从臀部经大腿根、腘窝、小腿肚到外踝，从上到下，逐一敲打，有疼痛酸胀的部位可反复多敲打几次，也可以用手指反复捏揉局部。每侧膀胱经各敲打9次。

拍打胆经：具体方法同拍打膀胱经。拍打路线为臀部外侧开始，沿大腿外侧、小腿外侧到外踝前下方。每侧各敲打9次。

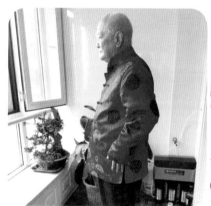
▶ 双手拍打臀部外侧近中线

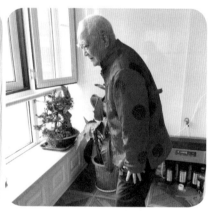
▶ 双手拍打大腿外侧中线

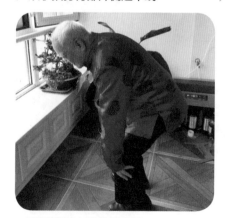
▶ 双手拍打小腿外侧中线

有腰腿痛病史的人，还可以结合腰部的擦腰健肾法同时进行锻炼。

2. 拍打胃经促消化

胃经位于下肢前面，从大腿前面、小腿胫骨外侧到足背是胃经下肢的循行路线。消化功能不好的人可以经常拍打这条经脉，坐站均可。握拳从大腿前面一路向下捶打，在足三里的位置可敲打几次，以酸胀感为度。每侧胃经可敲打9次。

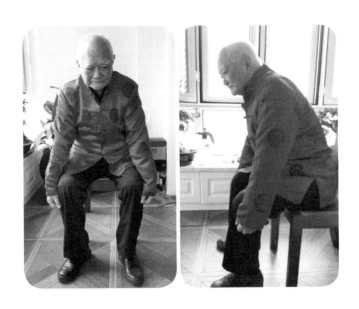

另外，肝、脾、肾3条经脉位于下肢的内侧，从足心、足大趾向上到腹股沟区。3条经脉并行向上，相距不远，可同时拍打。从内踝处开始，沿小腿内侧向上经膝关节内侧、大腿内侧到腹股沟，用空心拳从下向上捶打，反复9次，两侧交替。可增强肝、脾、肾的功能。

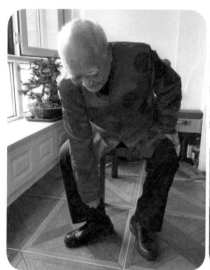

▶ 敲打内踝之上处

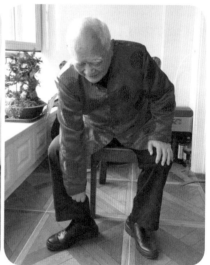

▶ 敲打小腿内侧

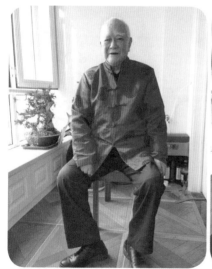

▶ 敲打大腿内侧

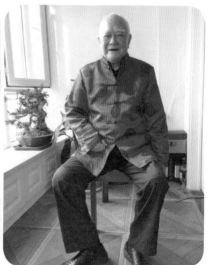

▶ 敲打腹股沟

3. 摇踝叩趾通六经

摇踝法： 或坐或卧。双足在踝关节处交叉，右足在上，左足在下，两足小趾相抵，放松。右足用力向右侧挤压左足，反复9次，换左足向左挤压右足9次。然后双足上翘下压，各9次。接着双足交换，左足在上，右足在下，两足小趾相抵，重复以上动作。

叩趾法： 双足凌空，十趾同时用力向下抓扣，稍停片刻后，用力上翘，反复9次。

摇踝叩趾法可以促进足三阴经和足三阳经的经气在下肢末梢循环流注，通行无碍，可治疗下肢畏冷、麻木等症状。

李老的这套导引按摩动作看似简单，实际上有很好的效果。活动量适中，并不激烈，可以有效地调整人体内脏的生理功能，改善身体状况，达到养生保健的目的。有西方保健学者认为，促使人体老化和生病有"两毒"，一是"活性氧毒"，二是"脂肪毒"，而消除"脂肪毒"最好的方法莫过于进行适量的运动，保持一定的肌肉量。大运动量的体育运动，会增加更多的活性氧，只有像中国的导引按摩这样的"小劳之术"，才既不会增加活性氧，又可以减少脂肪的堆积。可见，这些简单的按摩导引，只要能长期坚持做下去，一定会受益不浅的。

第七节

强身健体十要穴

穴位，学名腧穴，是人体脏腑经络气血在体表汇聚的部位，又称气穴、孔穴、节、会等。通过对穴位的刺激可以达到治疗疾病、强身健体的作用。人体有 360 多个穴位，公认对养生保健、延年益寿有突出作用的有 10 余个，李老对这些穴位常采用穴位艾灸、点揉、叩击等方法来进行自我保健，长期坚持，可以强身健体，防病延年。

一、百会穴

百会穴属督脉。又称"三阳五会"，意指为百脉之会，百病之主。有醒脑开窍，安神定志，升阳举陷，通督定痫的功效。

百会穴位于头顶部。在头顶正中线与两耳尖连线的交点处。可治疗头痛、高血压、低血压、惊悸、健忘、神经衰弱，有清神醒脑、增强记忆力的作用等。

平时可采用点按、敲打或空心掌轻叩百会穴的方法来进行保健，注意叩击时力量不可过大。如采用艾灸，则时间不宜过长，防止火气上冲。

二、印堂穴

印堂穴属经外奇穴，是治疗失眠的首选穴位。有清头明目，通鼻开窍的功效。

印堂穴位于前额部，当两眉头间连线与前正中线之交点处。主要治疗失眠、前头痛、头晕、目眩、目赤肿痛、三叉神经痛、鼻眼部疾病等。

印堂穴的保健可结合头面五官保健法中的开天门、推前额法共同进行，主要采用点揉的方法，力量以局部有酸胀感为度。

三、神阙穴

神阙穴，又叫胞中，即肚脐位置，为任脉上的要穴。任脉为"阴脉之海"，督脉为"阳经之海"，冲脉为"十二经脉之海"，冲、任、督三脉"一源而三歧"，皆交汇于脐，故神阙穴为经络之总枢、经气之汇海，有"一穴系全身"之说。

胎儿期通过脐带从母体吸收营养物质，出生后脐带脱落，开始通过呼吸和饮食吸收营养。道家认为，肚脐内藏先天元气，是人体先天转后天的通道，而道家的修炼目标是要从后天转先天，因此，神阙是道家修行时非常重视的穴位。中医临床实践也认为，灸神阙穴可温散寒邪，无论外感之寒，还是内伤之寒；无论轻浅之寒，还是三阴之寒都有神效，还善治中下二焦经络不通之证，对妇科月经病、胎产病以及消化系统疾病、一切虚损性病证都有很好的效果。并被作为治疗泄泻的首选方法加以推荐。对于养生保健、延年益寿也有着重要的作用。

李老闲时常双手交叠于肚脐部，以掌心热气温养脐内元气。以前腹泻时也经常用艾灸神阙的方法来健脾止泻。宋代窦材的《扁鹊心书》明确指出："人于无病时常灸关元、气海、中脘，虽未得长生，也可保百余年寿矣。"

四、关元穴

关元穴属任脉，在腹部正中线上，其位于脐下三寸处，即脐下自己手掌四指宽度的位置。关元穴为先天之气海，又称下丹田，是养生吐纳吸气凝神的地方。古人称为人身元阴元阳交关之处，老子称之为"玄之又玄，众妙之门"。

关元穴有培元固本、补益下焦之功，凡元气亏损均可使用，是腹部重要的保健穴位。窦材记载："余五十时，常灸关元五百壮……渐至身体轻健，羡进饮食。六十三时，因忧怒，忽见死脉于左手寸都，十九动而一止，乃灸关元、命门各五百壮。五十日后，死脉不复见矣。每年常如此灸，遂得老年康健。"指出人之所以衰老，是由于元阳逐渐衰竭所致，而常灸关元穴，则可强壮元阳，延缓衰老，健康长寿。

关元穴在临床上可用于肾虚、助孕、痛经、哮喘、腹泻、前列腺炎、糖尿病等。临床治病和自我保健时，李老多采用灸法为主，同时建议根据年龄的增长逐渐增加施灸的壮数。在治疗排尿不畅和各种血证时，也配合用拍法，五指并拢空心掌拍打，一次连续拍108下左右。

五、合谷穴

合谷穴属手阳明大肠经，是人体上最重要的穴位之一，它有很多的效用，称得上是"穴中之穴"。功能醒脑开窍、疏风清热、祛风解表、宣肺利窍、疏经活络。

位于手背，第1、2掌骨之间，约当第2掌骨桡侧中点处。拇、食指用力并拢时手背最高点处。"面口合谷收。"合谷穴是治疗头面部疾病的首选穴位。按压合谷不仅可以治疗头痛、目赤肿痛、鼻出血、鼻炎、咽喉肿痛、齿痛、面肿、中风口噤、口眼㖞斜等，且对感冒、咳嗽、便秘、腹痛、食欲不振等呼吸、消化系统方面的疾病亦有明显疗效。大量实践证明，合谷穴能治疗多种疾病，最难能可贵的是可以预防脑中风及老年痴呆。合谷穴止痛效果好，是实行针灸麻醉时最常用的穴。

合谷穴位于手部，点压按揉都很方便。自我按摩时，先平稳心情，再以另一手拇指加力量按压，一直压到"多一分力则痛，少一分力则舒适"的程度，持续此力数秒（从 1 数到 3），再逐渐放松，此法即属最适宜的刺激。

六、内关穴

内关穴属心包经，是治疗冠心病的主穴，有"冠心病的救星""心宝"的称号。心包包裹护卫着心脏，同时代替心脏行使职能。刺激内关可以激活心包经的气血，使心包经内气血充盈，从而使心脏得到濡养，心脏功能得到改善，可以防治各种心脏疾病，影响心脏供血，增强心肺功能。

内关穴在前臂掌侧，腕横纹上 3 横指，掌长肌腱与桡侧腕屈肌腱之间（握拳屈腕，鼓起的两根肌腱之间的缝隙中）。"公孙内关胃心胸。"指的是心、胸、胃部的疾病都可以通过公孙和内关来进行调理。临床主要治疗心痛、心悸、胸闷、胸痛等心胸病证；胃痛、呕吐、呃逆等脾胃疾病；失眠、癫痫等神志病证；上肢痹痛、偏瘫、手指麻木等局部病证。

平时对内关穴可经常进行点压揉等手法保健，也可以采用艾灸的方法。当有胸闷胸痛发作时，在就医的过程中，不妨可通过按压内关穴来进行应急处理。方法是将拇指充分弯曲，将拇指指端置于另一手的内关穴上，后渐渐加压，同时数"1、2、3、4"，当数到

"5、6、7" 时，则保持力量，而数到 "8、9、10" 时再逐渐松开。这样持续作 5～8 遍，再换另一侧内关穴按压，如此反复，病情较急时，可由外人同时按压双侧内关穴。

七、足三里穴

足三里，属胃经。本穴为全身性强壮要穴，也是自古以来养生保健第一大要穴，备受古今养生家、医学家们的重视。古人云："若要安，肚腹三里常不干。""常灸足三里，赛吃老母鸡。"《寿世保元》云："凡年老之人，当以养元气健脾胃为主。"都强调了足三里在强身健体、延缓衰老方面的重要性。

足三里位于小腿前侧偏外，屈膝 90 度，外膝眼下四横指，胫骨外侧一横指，用力点按可有酸胀感。足三里分布在足阳明胃经上，有"肚腹三里留"之说，意思是一切腹部的疾病都可以通过足三里来治疗。中医学认为，脾胃为"后天之本"、气血化生之源，肾为"先天之本"，足三里具有健脾和胃、补益气血、鼓舞人体正气、增强脏腑功能、养先天、益后天之本的作用，使脾胃不衰、元气不败。当人体衰老时，脾、胃、肾的功能衰退，可选用本穴通过调理脾胃肾的功能以达到增强消化、预防疾病、抗衰老和延年益寿的目的。现代临床研究发现，足三里能改善全身症状和生理功能，延缓衰老。随着机体免疫功能的下降，感染、癌症、免疫性疾病的发病率明显增高，在临床实践中发现，艾灸足三里对细胞免疫及体液免疫功能均有增强的作用。

足三里的作用主要是生发胃气、燥化脾湿。能治胃痛、呕吐、腹胀、腹痛、肠鸣、消化不良、泄泻、便秘、痢疾等一切消化系统疾病，还能治疗心悸气短、失眠、头晕、虚劳羸瘦、膝痛、下肢痿痹、脚气等症。

古代灸足三里，需使足三里发泡化脓形成灸疮，以维持对足三里的长久刺激，而且灸时会产生剧痛，现代人一般接受不了。所以，李老在选用足三里保健治病时，一般常用按揉和无痛灸，不用形成灸疮，方便长久刺激穴位。

八、三阴交穴

三阴交，属脾经。是肝、脾、肾三条阴经都经过交汇的穴位，所以称为"三阴交"。肝藏血，主疏泄；脾统血，主运化；肾藏精，主气化。因此，三阴交穴能调节肝脾肾三脏，有健脾和胃、调补肝肾、行气活血、疏经通络的作用，尤其对妇科疾病有着特殊的疗效。

三阴交穴位于小腿内侧，当足内踝尖上四横指，胫骨内侧缘的位置。可主治月经不调、带下、阴挺、不孕、滞产等妇产科病证；肠鸣、腹胀、腹泻等脾胃虚弱诸证；以及遗精、阳痿、遗尿等生殖泌尿系统疾患等。肝脾肾均与精血有关，因此，三阴交还可以美容美颜、祛斑祛痘、保养子宫和卵巢等。平时可采用艾灸、点揉的方法进行自我保健。

九、太冲穴

太冲穴是肝经上的一个重要穴位。肝藏血，主疏泄。有些人急躁易怒的性格都与肝的疏泄功能失调有关，因此，太冲穴可以疏肝理气、调和气血。

太冲穴位于脚背第一、二趾之间，指缝后约两横指处。定位时，以手指顺着第一、二趾之间往足背方向轻轻触摸，当摸到两个有骨头结合处的凹陷时即是太冲。太冲穴是治疗高血压和失眠最常用的穴位。对失眠、头痛、腹胀、耳鸣、耳聋有特效，同时对于肝气不疏引起的头痛、胁痛、胃痛也有很好的作用。太冲穴除了防病治病，还可调节我们的情绪，当发怒或者烦躁时，不妨用力点压按揉太冲穴，配合一下深呼吸，你就会发现情绪会很快地平复下来。

李老一般在睡前泡脚时，对太冲穴和涌泉穴进行按摩保健。先将双脚在热水中浸泡 15 分钟，然后用大拇指的指腹从涌泉穴开始按摩，大约 5 分钟，然后再按摩太冲穴，进行上下推按，一只脚按摩 5 分钟。

十、涌泉穴

涌泉穴是肾经的井穴，在人体的最低位。也是养生保健重要穴位之一。"肾为先天之本。"肾脏之气关系到人体正气的盛衰，"肾主骨、生髓。"故可作为保健防老、康复长寿的常用腧穴。因此，涌泉穴具有补肾益精、宁神开窍、疏调肝气的作用，正如古代医书记载，灸涌泉穴有达到"终不染瘴，面色红腻，腰足轻快"之效。

涌泉穴位于足心凹陷处，约当足底二、三趾缝纹头端与足跟连线的前三分之一与后三分之二的交点上（足五趾用力向前抓，前脚掌心最凹陷的位置就是涌泉穴）。涌泉穴可治疗高血压、失眠、转筋麻木、风湿等症。

李老除了泡脚时按摩太冲、涌泉外，还经常采用艾灸的方法。"现代研究表明，艾灸涌泉穴能使高血压患者的血压下降，灸后还能改善血液黏度、扩张血管、预防血栓形成，减少中风病的发生；又可使机体对自由基的清除能力增强。"

因此，李老说："我早年教授、研究《黄帝内经》，发现《黄帝内经》不仅中医的理、法、方、药阐述完备，而且对养生贡献极大。譬如'上工治未病'，这个'治未病'，现在我们把它分成未病先防和既病防变两个方面，像铁杆中医邓铁涛先生的养生方法主要体现在未病先防，为目前最长寿的国医大师；而我却为'集疾病之大成者'，活到现在着实不容易，所以这些病让我吃了很多苦头，同时也让我想了很多方法，摸索出来一些行之有效的养生操，再结合其他一些养生方法，到现在没有发生严重的并发症，也算是既病防变的代表了。"

在笔者看来，大师九十高寿又有多种疾病缠身，现在精神抖擞、耳聪目明，尚能每周一次门诊，为来自五湖四海身患疑难杂症的病人诊治疾病，除了医德高尚外，还与大师养生得法有关。李老将高深的养生融于生活之中，化繁为简，通过顺应四季昼夜的变化、结合五脏六腑的生理病理特点、畅舒复杂多变的七情，配以运动、饮食养生，尤其李老自己独创的养生操，从而以人与病共存的方式达到长寿的目的。现在，李老将自己几十年如一日不断修炼并完善的养生操公之于众，实乃其怀有"救天下之苍生"的执念，值得吾辈仔细参悟和光大之。